世图心理

博客：http://blog.sina.com.cn/bjwpcpsy
微博：http://weibo.com/wpcpsy

U0329678

身心疗愈案例精选集

然健康编写组 著

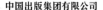
中国出版集团有限公司

世界图书出版公司
北京 广州 上海 西安

图书在版编目（CIP）数据

身心疗愈案例精选集 / 然健康编写组著. —北京：世界图书出版有限公司北京分公司，2023.8（2024.8重印）
ISBN 978-7-5232-0745-1

Ⅰ.①身… Ⅱ.①然… Ⅲ.①心身疾病－诊疗－病案 Ⅳ.①R749.92

中国国家版本馆CIP数据核字（2023）第160520号

书　　名	身心疗愈案例精选集 SHENXIN LIAOYU ANLI JINGXUAN JI
著　　者	然健康编写组
策划编辑	李晓庆
责任编辑	李晓庆
装帧设计	王　创
出版发行	世界图书出版有限公司北京分公司
地　　址	北京市东城区朝内大街137号
邮　　编	100010
电　　话	010-64038355（发行）　64033507（总编室）
网　　址	http://www.wpcbj.com.cn
邮　　箱	wpcbjst@vip.163.com
销　　售	新华书店
印　　刷	三河市国英印务有限公司
开　　本	787mm×1092mm　1/16
印　　张	12
字　　数	133千字
版　　次	2023年9月第1版
印　　次	2024年8月第3次印刷
国际书号	ISBN 978-7-5232-0745-1
定　　价	48.00元

版权所有　翻印必究
（如发现印装质量问题，请与本公司联系调换）

目 录

第一部分　那些心里的痛，身体都知道……………………001
　　夜夜失眠的背后，是不安的灵魂在"呐喊"……………003
　　内在的焦虑，让我对空气"过敏"………………………008
　　"痛经"像是渡劫，其实你可以不用硬"扛"…………013
　　牛皮癣筑起了我与他人之间的"墙"……………………018
　　久治不愈的荨麻疹，意味着身体的保护屏障受损了…024
　　反反复复的湿疹，根源是脾伤了…………………………031
　　一个不懂得情感表达的女人被乳腺问题"盯"上了…037

第二部分　命运的掌舵手，是内在的信念……………………045
　　胆结石，生命不可承受之重………………………………047
　　人最大的痛苦，其实是活不明白…………………………054
　　无法成为自己，让她抑郁了五年…………………………060
　　妈妈，我在用生命为你承担与负重！……………………067
　　失去"情绪自由"后，我生吞了愤怒和委屈……………074
　　生于重男轻女的家庭，长大后我做了"扶哥魔"……081
　　婆婆的苛待，让我活成了"受气媳妇"…………………088

第三部分　体型背后的性格密码······095
　　肥胖是在用脂肪为自己"挡风遮雨"······097
　　我一直在为父母的希望活着······105
　　生命的新生是从僵硬恢复柔软的过程······112
　　我是一名囚徒，活在恐惧的牢笼里······118
　　情感是生命之河，流动才能健康······124
　　陷入中年危机，允许改变就是"重生"的力量······129
　　身体状态的调整，唤醒和激发了我的内在动力······135
　　出现关节障碍后，我的人生被摁下了"暂停键"······142

第四部分　孩子的问题，根源往往在家庭······151
　　自卑的孩子从不敢正眼打量这个世界······153
　　焦虑是因为我不允许自己失败······160
　　抑郁、成绩下滑……好好的孩子怎么了？······167
　　不和谐的家庭关系会影响孩子成长······172
　　没有向父母表达的攻击力最终变成了自残······177
　　父母的手是孩子最好的"药"······183

第一部分

那些心里的痛，身体都知道

夜夜失眠的背后,是不安的灵魂在"呐喊"

生泽

失眠是一种睡眠障碍,表现为频繁而持续的入睡困难、睡眠维持困难、日间功能损害等。失眠可孤立存在,也可能与精神障碍、躯体疾病或物质滥用共同存在。长期紧张、焦虑的人更容易出现失眠症状。从身心全息文化的疾病观来看失眠,失眠的原因有:

第一,不良的生活习惯。

现在年轻人习惯熬夜和晚起,长此以往便打破了身体的生物钟规律,致使内环境紊乱。等他们再想睡觉时,身体会因为生物钟的惯性,出现睡眠障碍。

第二,曾经的创伤。

肖然老师说过,身体就像一个账本,记载着我们一生的经历。

身体背部是以脊椎为中心的整个人体的全息缩影,人体的五脏六腑均可在背部找到对应的区域。

脊椎前角发出的神经根控制全身肌肉的组织运动,而后角发出的神经根控制全身的内脏,椎体两侧发出的31对神经根连接身体不同的内脏。后背区域的紧张、板结、隆起，都会影响身体的健康，继而影响我们的睡眠质量。

第三，固化的不可改变的信念。

长期处于紧张、焦虑的人的自主神经容易紊乱，其全身肌肉很难真正放松下来。这样的人就算躺在床上，依然会处于非常紧张的状态。

第四，不和谐的家庭关系。

如果我们的成长经历充满了冲突和不安，我们就会很容易紧张和纠结。如果长期处于这样的状态，我们就很难全然地放松并且进入睡眠。

基本情况

李小芳（化名）今年三十岁左右，整个人看上去形销骨立，面色黯淡。长期的失眠问题导致她整个人精神萎靡、食欲不振，并且严重影响其正常的生活和工作。李女士在无奈之下选择休假在家，很少出门社交。

为了解决失眠，她曾试过各种物理方法，但收效甚微。同时，她还非常害怕药物给身体带来副作用，所以暂时不愿意服用药物。在朋友的推荐下，她抱着试试看的心态来做身心调理。

经过三个阶段的身心调理，疗愈师帮李小芳释放了一部分储藏在身体当中的恐惧、焦虑，让她的身体慢慢放松下来。现在她每晚能睡七八个小时，并且慢慢恢复了正常的社会活动。她变得没那么容易紧张，她的气色也从之前的黯淡慢慢转变成红润。

调理过程

第一阶段

疗愈师重点通过手法按摩，帮助案主调理了肾区及生理区。调理这些区域可以帮助案主补肾、培补元气，让她"心肾相交"。骶骨部分控制着全身的植物神经，放松骶骨可以起到安神的作用。经过一小时的调理，案主在不知不觉中睡了二十分钟，这让她感到非常惊喜。

第一次调理结束后，案主反馈当晚睡眠有了改善，一晚上能睡三四个小时。但入睡过程还是非常困难，她总是在担心睡不着及失眠等问题，越想就越睡不着。

第二阶段

疗愈师继续帮案主按揉骶骨，帮她放松躯体的紧张感。随后疗愈师把手放在案主的肾区和心区进行手法催眠，案主渐渐进入催眠状态。慢慢地，案主回忆起那段让她感到非常害怕的经历。她的身体开始不由自主地颤动、发热。她因为害怕而抽泣。

疗愈师告诉案主自己会陪伴在她身边，并用语言不断引导案主去和自己联结，走进那段深渊一样的记忆。

在剧烈的喊叫、哭泣之后，一部分恐惧情绪得到了宣泄和释放。身心全息文化认为，恐惧的情绪会"记载"在骶骨上。在处理完恐惧的情绪之后，案主骶骨的韧带没有之前那么紧张了。

经过多次的身心调理，案主的失眠症状随着身体状态的变化有了明显改善。她的睡眠状态越来越好，开始每晚能睡五六个小时。

在整个调理的过程中，案主的腰椎不适及胃肠胀气问题也得到了缓解。她的气色慢慢红润起来，精气神也好了不少。

第三阶段

案主只是偶尔因情绪波动而出现睡眠障碍，失眠的情况基本得到解决。

疗愈师根据当下的情况，继续调整腰骶位置，帮助案主改善身体整体的循环。他还在这个阶段重点调理了案主的脾胃功能，帮助身体增强消化、吸收功能。

案例分析

疗愈师通过背部评估发现，李女士的后背比较平，肩颈位置塌陷，脊椎两侧的韧带紧绷，脾区位置尤其明显，骶骨位置干瘪、隆起。

从身心全息文化的身体地图来看：

（1）肩颈位置塌陷说明内心和父亲有心理距离。这样的人内心比较敏感。

（2）脊椎两侧的韧带紧绷，是长期内在处于焦虑、紧张造成的。中医讲"思伤脾"，指的是紧张、焦虑的情绪会影响脾胃功能，造成"脾胃不和"。

（3）骶骨位置干瘪、隆起，说明在生命早期，也就是三岁前，发生过创伤性事件，这会引发内在的无意识焦虑。

综合评估来看，疗愈师认为李女士的紧张情绪是她失眠的主要原因。引发她紧张情绪的根源，是因为她童年创伤而产生的无意识焦虑情绪。情绪引发的脾胃问题，则更进一步加重了案主的失眠症状。多思多虑的敏感性格，常常让案主难以停止头脑层面的思考，无法快速进入睡眠。

疗愈师用手法催眠的方法，帮助案主重新回溯那段让她恐惧的经历，并陪伴她直面恐惧，释放当时的情绪。

中医讲"肾为先天之本，脾为后天之本"。在手法上，疗愈师着重帮案主调理了脾区和肾区，让肾精因脾的运化得以滋养，脾的运化得到肾阳的温煦。身体得到气血的充分滋养后，就会慢慢开始自愈。

经过三个阶段的调理，案主内在的其他问题和期待也一点点浮现出来。这些都是需要后期通过自我觉察和成长来处理的。

总之，对每个人来说，身心成长都是长期的功课。它是一个不断觉察自我的过程。

内在的焦虑,让我对空气"过敏"

生泽

提起过敏性鼻炎,很多"过敏星人"简直叫苦不迭,戏称"这是一场空气对身体犯的罪"。换季是过敏性鼻炎发作的诱因之一。在季节交替的时候,"过敏星人"常常纸巾不离手,全天被打喷嚏、鼻塞、流涕轮番"虐待",难受程度跟感冒完全不是一个量级。

他们的生活场景也处处写满了"尴尬"。上班开个会,全场静悄悄,只有领导发言的声音和自己擤鼻涕的声音;下班回到家,尘螨过敏不好受,打喷嚏打到感觉下巴快要脱臼。每晚伴着鼻塞一起入睡,呼吸不畅导致睡眠质量大大下降。

将身心全息文化应用于临床中,我们发现,鼻炎的产生主要有以下四种原因:

(1)风寒客居在后发际线、肩颈等位置。这会造成此处经络堵塞,气血循环不畅,继而引起肺寒。中医讲肺"开窍于鼻"。寒气客居于肺时,肺的生理功能就会受阻,导致呼吸系统敏感、呼吸不畅。

（2）寒气客居在大肠内。这与我们长期不良的生活习惯有关，比如长期吃生冷、寒凉的食物，导致大肠内有很多寒气。中医讲"肺与大肠相表里"。大肠内有寒气，会反过来影响肺的功能，继而产生肺寒。

（3）肾气亏损、免疫力下降。一般长期熬夜、失眠的人群，会引发肾气过度消耗，从而造成免疫系统出现问题。

（4）焦虑情绪。这是引发鼻炎的一个很重要的心理因素。肖然老师说过，焦虑的人活在未来。这样的人总是有很多不安全感和担心。中医讲思伤脾，脾主运化。一旦脾的功能受损，就会影响水液代谢，导致身体的寒湿停滞，停留在体内。肺寒、脾湿容易形成痰。它们是身体水液在局部代谢或全身出现障碍时的产物。

基本情况

邢源（化名）是个过敏性鼻炎深度患者，今年四十五岁左右，正当壮年。他穿着非常体面，属于儒雅又不失品位的那种人。他自称是个画廊经营者，多年来从事与艺术相关的工作。可鼻炎症状，常常让他在商务洽谈时分外尴尬。

在刚找到疗愈师调理时，邢先生的手中始终攥着一张纸巾，时不时就要打喷嚏、擦鼻涕。因此只要他预约调理，工作人员就会把店内的鲜花收起来，以免飘散在空气中的花粉加重他的不适。

经过三个阶段的身心调理，疗愈师帮助案主温补肺气、健脾益气、温补肾阳，达到"扶正祛邪"的效果。在手法催眠的作用下，案主重新想起记载在身体当中的恐惧经历。在情绪得到释放后，身体的紧张感一点点消失了。

在整个沟通过程中，疗愈师还发现案主喜欢吃生冷的食物，这也是导致他体内寒气聚集的原因之一。

在改变了不良的生活习惯，并坚持调理一年后，邢源彻底摆脱了鼻炎困扰，整个人看上去目光炯炯，更沉稳、更有气度了。

调理过程

第一阶段

刚开始的时候，邢先生的鼻子就跟忘记关闸的水龙头一样，让他三五分钟就得爬起来擦一下鼻涕。这让他整个身体很难放松下来。

于是，疗愈师把这个阶段的重点放在用手法帮案主放松身体上，并用语言不断给案主植入"这里很安全"的信念，让他慢慢放下内在的戒备。内心放松下来后，躯体的紧绷感也明显有了改善。

在整个调理的过程中，案主的后腰那里排出了很多冷汗。从身心交互影响的角度来看，后腰的冷汗说明案主内在藏着紧张、恐惧的情绪。

调理结束之后，邢先生表示身体轻松很多。疗愈师特别叮嘱他要注意保暖，以防二次受寒。

第二阶段

经过第一阶段的密集调理之后，案主反馈身体有了放松的感觉，之前的肩颈不适感也有了明显改善。

在这个阶段，疗愈师在为他调理的时候，他明显感觉腰骶渐渐有了温热感。这是身体循环变好、气血流动滋养脏腑的表现。

通过循序渐进的沟通，案主回忆起母亲曾在他的童年做过一件让他难忘又恐惧的事情。他的身体不由自主地抽搐起来。

在这个过程中，疗愈师选择陪伴、倾听，以允许、接纳、抱持的态度，让案主意识到，他之所以觉得那段记忆恐惧，是因为当时的自己太小，没有足够的力量去应对。现在的他已到不惑之年，人生的每一道坎都比童年的记忆要艰难。因此，当下的他早已具备了应对的勇气和力量。

案主在释放了一部分情绪，身体出了一身冷汗之后，慢慢平静下来。他表示自己感觉踏实、安定了不少。他后背的温热感较之前也有了明显的提升。

第三阶段

案主反馈自己有明显的拉肚子反应，但鼻炎症状有了明显的改善。这可能是身体循环通畅，加速了代谢，让寒湿之气经由大肠排出体外。

在这个阶段，案主趴在床上时，鼻子已经能通畅呼吸，不再像之前那样时不时起床擤鼻涕。

因此，疗愈师开始着重为他调理腰骶骨和生理区域，帮助案主培补肾气、散寒气、强健脾的运化功能。

一段时间之后，案主的鼻炎症状基本消失，起床也没有不适感，身体感觉非常轻松。后来他又坚持调理了一段时间，以提升身体的免疫力，巩固效果。

案例分析

从身心全息文化来看，鼻炎通常与内心的焦虑和敏感有关。鼻炎本身也是一种过敏反应，是鼻腔对外界过度敏感产生的反应。

在对案主进行背部健康评估后，我发现，刑先生就属于性格焦虑又敏感的那类人。

他的背部地图显示：

肩颈区域塌陷，说明他肺区虚弱，容易被外界的邪气侵扰，他的呼吸系统存在潜在的问题。

脾区紧张，说明他平时多思多虑，运化功能因此受损，影响了身体水液的代谢。

腰骶位置紧张，表明他内心紧张、恐惧，这也影响了身体阳气的生发，不利于体内寒湿的排出。

因此，我在整个调理过程中，着重为案主扶正身体的正气，使气血通畅、循环滋养内在，以此来祛除体内的寒湿邪气。同时，心理层面的情绪释放和信念转变也帮助案主缓解了内在的紧张情绪，继而慢慢走向身心合一的状态。

"痛经"像是渡劫,其实你可以不用硬"扛"

生惜

在生理上,男人无法切身体会女人来月经时的疼痛。男友一句"多喝热水"的关心,在那个情境下就像往心火上浇了一桶油,分分钟踩爆女友的情绪雷区。面对这种情况,男人们心里万分委屈。

其实,也不能怪女孩子们矫情。对大多数有痛经史的女性来说,这个特殊时期是她们最敏感、最焦躁、最脆弱、最需要呵护的时期。

痛经是指女性在月经前后或经期出现的下腹疼痛、坠胀,部分人可能伴有腰酸,严重时还会出现恶心、呕吐、面色苍白,甚至昏厥。

严重的痛经就像"渡劫"。为了"自救",一些女孩子会选择吃止疼药来缓解症状。但这并不代表下次就没事了,每月的"劫难"还是会如期而至。

从身心全息文化的角度来看,在一些情况下,痛经是身体给你的一个预警,背后藏着一些需要被看见的原因。

基本情况

昭蔓（化名）今年36岁，是一名舞蹈从业者。她体态婀娜，但肩膀略显僵硬。由于常年出差参加各类汇报演出，她需要经常熬夜，眼睛下方有明显的黑眼圈。她来接受治疗是因为自己常年被痛经困扰。

据昭蔓所说，每次来月经，她都要痛两天，是那种一阵一阵的痛。痛的时候面无血色，整个人蜷缩着，十分影响工作和生活。她每一次都服用止痛药来暂时解决问题。可时间长了，药效也不如开始时那么明显了。她还表示，自己在生孩子之前也有过痛经，产后这种情况变得更严重了。

疗愈师通过背部评估发现，引起案主痛经的主要原因是身体的寒气以及对抗妈妈的情绪。

经过一段时间的调理后，疗愈师用手法帮案主疏散了聚集在盆骨底部的风寒；通过身心沟通，引导案主看见自己多年来对抗妈妈的情绪。

在转变认知及改变不健康的生活习惯之后，案主整个人看起来更柔和了，面色也从原来的晦暗转亮，肩膀打开了，黑眼圈也淡了。她的痛经情况，也从之前的打滚式疼痛变成轻微不适。

调理过程

第一阶段

案主第一次来治疗时，疗愈师就发现她的眼下皮肤有青黑色色素沉着。结合她的背部评估信息，疗愈师认为痛经可能与她内在的寒气有关。

在这个阶段，疗愈师着重帮案主调理了腰骶部、尾椎两侧，强肾升阳，改善子宫小腹的气血循环，排出体内寒气。

经过一段时间的调理，案主的痛经情况明显比之前轻了很多。

第二阶段

针对案主背厚的情况，疗愈师在这个阶段开始帮她调理后背及腹股沟，改善她身体的整体循环。

虽然痛经有所缓解，但是案主依然对疗愈师缺乏信任。她始终没有打开自己的心扉，所以调理还暂时停留在身体层面。

第三阶段

在这个阶段的调理过程中，疗愈师揉到案主左侧腹股沟那里有很硬的条索。于是，疗愈师把手放在案主腹股沟那个条索的位置，让她感受那个地方的紧绷。案主开始哭泣，说自己想到了和妈妈的对抗。虽然两人经常吵架，但她内心还是很心疼妈妈的。这时候，疗愈师对案主的情绪给予了共情回应。这种理解让案主紧绷的身体一点点柔软下来。

疗愈师又一次从案主的感受切入，引导她看见愤怒与疲惫、对抗与心疼的背后，是自己在家庭中站错了位置，承担了原本属于妈妈的责任。

在疗愈师的陪伴和引导下，案主一点点转变心理，承认自己是妈妈的女儿，要把属于妈妈的责任还给妈妈，并且说自己未来会尊重妈妈，放下对抗心理。

当案主说完这些话后，紧绷的条索发生了巨大变化，它完全松软了下来，整个腹部也变得柔软了。

案例分析

案主因为常年的痛经找到疗愈师让其帮助调理。

通过背部评估，疗愈师发现：案主的后背很厚，说明她内在有过度承担的部分；腰椎塌陷，说明父亲的支持和陪伴不够；骶骨处有肉垫和高低不平，说明曾经有过创伤性的恐惧事件，并且她是在一个非常不安全的成长环境中长大的。

通过这些信息，疗愈师认为案主可能在原生家庭中站错了位置，造成身体中有情绪积压下来。缺乏父亲的陪伴与力量，又增加了案主内心的不安全和恐惧，导致体内产生了更多的寒气。

由恐惧引发的寒气客居在案主的腹部、子宫，引起子宫寒滞血瘀，内膜脱落受阻，进而使子宫使劲收缩，引起痛经。

在家庭结构中站错了位置，让案主压抑了很多对妈妈的情绪。这种情绪影响了她的肝经（肝经巡行于女性的子宫和腹部），在经期引起子宫收缩异常，继而产生剧烈的痛经。

通过阶段性的调理，疗愈师用手法帮她强肾升阳，促进循环，温煦脏腑，排出身体的寒气。随着案主的身体状态一点点转好，她的心扉也慢慢打开了。

在摸到腹股沟的条索后，疗愈师从五行沟通环（肖然提出的概念）的感受切入，引导案主逐渐看见内心对妈妈的情绪，以及这些情绪背后的真相。

通过释放情绪和转变信念,案主的身体明显柔软了下来。她的腹部韧带不再紧张,后背也轻松了很多。

体内寒气变少以后,案主原本晦暗的气色也慢慢变亮了,黑眼圈也没有之前那么明显了。

疗愈师在整个陪伴案主的过程中深切体会到,疗愈师要用心感受案主的感受和情绪。找到合适的切入点,改变就会慢慢发生。

牛皮癣筑起了我与他人之间的"墙"

生澈

有人说,牛皮癣的可怕不仅是因为它长在皮肤上,还因为它会侵蚀我们的自尊与自信。

"牛皮癣"是一种俗称,学名为银屑病,主要表现为红斑、鳞屑。它是一种不具传染性的免疫系统问题。

很多患者因为身上的红色斑块和时而脱落的白色鳞屑,被身边人"敬而远之"。甚至在一些人的意识中,"牛皮癣"是常常被贴在街边电线杆上,与淋病、梅毒等性病为伍的"另类问题"。

因而,牛皮癣患者往往承受着身心压力,徘徊在社交的边缘。他们迫切想要根治的心让他们成为江湖骗子待宰的羔羊。

从中医的角度来看,癣是一种湿证,也是一种热证。湿入阳为皮肤病,入阴为疮。

阳病主要来源于内脏产生的毒,比如脾虚。脾脏是后天之本,是身体气血之源,负责人体的运化。我们体内的气血、水湿、营养等,都需要通过脾来运化,输送到五脏六腑。一旦脾虚,身体的运化能力就会比较差。水湿运化不出去，久而久之就会积存成身体的湿气。

另外，"肾阳亏则脾湿"。肾阳就像身体里的太阳，如果阳光无法"炙烤"大地，水分就无法被蒸发，滞留在身体当中形成寒湿，成为热毒。

脾虚、肾虚往往与焦虑、思虑、恐惧等情绪有关。过载的情绪会阻滞经络，使气血运行失衡，内脏得不到濡养。五脏六腑不能正常运转，就会表现为身体的各种症状。

牛皮癣也是免疫系统问题，具体来说，是身体的免疫系统发生故障，错误地将健康细胞和组织识别为外来入侵者，并攻击它们。对应的行为模式常常与内在的自我攻击有关。

基本情况

袁卉（化名）是一名大三学生，外表给人一种"弱柳扶风"的感觉。她的眼神总是怯生生的，刻意躲避与他人的目光对视。

因为皮肤上的红斑和皮屑，袁卉一年四季都穿长袖遮掩。可一到夏季，衣服就会黏着汗水与身体紧紧贴合在一起。在脱下衣服的那一刻，衣服撕扯皮肤形成一块块伤口。红斑、皮损和斑斑血迹，让人看着心悸。

这样的外观，让袁卉自卑不已。她刻意躲避和同学们的接触，同时小心翼翼地掩饰自己的"秘密"。可同住的室友还是发现了她的"不一样"。同学们的议论和嘲笑让袁卉内心感受屈辱和痛苦，这严重影响到她的心理健康。

家人看她整日闷闷不乐，神情阴郁，心理着急但又不知道如何是好。袁卉抱着试试看的心态，找到疗愈师调理自己的牛皮癣。

疗愈师经过三个阶段的陪伴和调理，帮助案主排出身体毒素，看见内在的信念模式对身心的影响，让案主慢慢学会了自我接纳，最终缓解了症状。

现在，袁卉身体偶尔长痘，大面积的红疹和皮屑几乎消失。她还在继续通过调理和学习，从身体和心理两个层面帮助自己恢复健康。

调理过程

第一阶段

疗愈师采用了养生浴与培元调理的方法，外加药酒外敷。在这个过程中，案主的皮肤不断渗出大量红色癣。疗愈师还用外敷药酒的方式，帮助案主进一步排出身体里的毒素。疗愈师按揉案主高起的肝脾区，帮助她释放了一部分压抑的情绪，同时按揉生理区域，培补肾气。

这个阶段的调理是连续而密集的，但案主的主观感觉是皮肤变得更脆弱，经常出现干燥、崩裂和出血的情况。她对自己能否恢复健康产生了极大的怀疑。

疗愈师告诉案主，身体在养生浴和调理的作用下，气血开始变得充足，正气也被调动起来与邪气相悖，试图把邪气排出体外。所以，现阶段出现的症状，是症状在转好的现象。

第二阶段

案主身体内的毒素释放逐渐减弱，皮肤开始慢慢变好。

在这个阶段，疗愈师除了继续在手法上，帮助案主疏肝解郁、培元补气，还通过身心沟通，帮助她听见症状背后的"声音"。

在对疗愈师有了一定信任之后，案主开始慢慢吐露自己的内心感受。在她的记忆当中，童年是孤独而漂泊的。父亲的缺席、母亲的冷漠，让她感受不到一个家的温暖。作为一个孩子，她的内心对爱充满了渴望。可冰冷的现实一次次熄灭了她对爱的期待。直到她满身出现红色疹子，却意外得到了全家人的关爱。这份暖意燃起了她对生命的希望。可满身的红色疹子，也隔开了她与其他人的距离。学校里受到的欺凌，让她心生委屈。回家看见父母关爱的眼神，她又不忍倾诉，生怕来之不易的爱因为自己的抱怨化为乌有。

疗愈师在倾听的过程中，始终以陪伴、共情的态度，让案主慢慢卸下防御，她紧绷的身体也跟着放松下来。情绪的宣泄、流动，以及身体在经络疏通后慢慢恢复的元气，让案主的心态发生了转变。

第三阶段

案主在这个阶段的牛皮癣基本没有了，只是偶尔会长些痘。

在这个阶段，案主继续坚持养生浴和调理，进一步提升身体的抵抗力。同时，疗愈师再一次通过身心沟通，引导案主看见她一直以来对自己的苛责。父母对她的指责被她内化成对自己的攻击。长久的自我攻击和想要通过症状获得父母的关爱，最终击垮了她的免疫力。

随着身体状态的改善，案主感觉自己开始有力量去接纳自己。她慢慢开朗起来，愿意与他人交往。整个身形也从之前的柴瘦变得丰满起来。

案例分析

袁卉从小患有牛皮癣，最早出现时她才四五岁。

疗愈师给她做过背部评估后发现，她的后背肝脾区高起，肝郁脾虚，骶骨有赘肉，会阴区域淤堵。

肝、脾、肾三条阴经淤堵，说明案主内心压抑着非常深层的恐惧；骶骨的肉垫说明她的童年有过与父母的分离；肝郁脾虚说明案主平时情绪比较压抑，思虑重。

通过身心沟通，我了解到案主这种深藏的恐惧情绪和缺少父亲的陪伴、母亲的关注有关。童年缺乏爱的滋养，让案主的内在变得非常匮乏。这也加重了她内在的自我攻击，让她认为是自己不够好，才配不上父母的爱。

在患上牛皮癣之后，她意外得到了父母的关注。这也让症状成了案主获得依赖和陪伴的工具。

在整个身心调理的过程中，疗愈师一步步引导案主打开自己的心扉，看见内在的信念模式及症状背后的需求。这个拨开真相的过程，让案主的情绪慢慢得到释放，身体的自愈功能也随着气血的平衡运转逐渐开启。

疗愈师在这个过程中，告诉案主身心之间的交互作用，让她理解压抑的情绪对身体的影响，学会表达情绪，看见内在的期待，从而变得更健康,并获得融洽的人际关系。

随着案主身心状态的恢复,疗愈师更加坚信:症状的背后一定隐藏着很多真相。疗愈师可以用自己的专业知识唤醒每个人自愈的能力。

久治不愈的荨麻疹，意味着身体的保护屏障受损了

生真

荨麻疹俗称风团、风疹，是一种皮肤问题。从症状表现来看，荨麻疹就像风一样，来无影去无踪。其特点是：皮肤上出现瘙痒性风团，发无定处，骤起骤退，退后不留痕迹，且复发率较高。

中医认为，荨麻疹最主要的邪气，当数"风邪"。这里说的"风邪"，可能来自大自然，比如楼里的穿堂风、夜晚睡觉时从窗户缝里"溜"进来的风、大汗淋漓时吹的空调风；可能来自人体内部，比如愤怒引发的肝风内动，或吃了一些风重的食物。

那为什么同样是每日经受这些风，有的人不会发作，有的人发作一次，而有的人就反复发作呢？

中医把不正之气称为"虚邪贼风"。贼往往是趁家里门没关好，偷溜进来的。人体会被邪风侵犯，往往与身体的城墙不够坚固，或者守卫懈怠有关。身体的城墙主要与肺和脾有关。

肺为娇脏，外合皮毛，开窍于鼻。肺脏主管的皮肤和呼吸道，是与外在天气直接相通的。如果肺虚或者肺受伤了，那外邪就能很

轻易地从人体最外面的防护层进入。

脾为后天之本，主运化，是全身气血的生化之源。脾虚会导致气血变少，脏腑得不到足够的营养支持，"工作"起来越来越乏力。

脾土弱了就生不了肺金，让肺的宣降功能慢慢"降低"，引发气机不畅，腠理失常。慢慢地，身体会失去外在的保护罩，毫无抵抗外邪的能力。肺主皮毛，肺弱则皮肤的排泄能力变差，邪气不能顺畅排出体外，堵在皮肤下，于是形成了荨麻疹。

从情志的角度来看，皮肤问题往往与内心敏感、焦虑有关。如果一个人内心充满了恐惧，就会影响肾脏，导致肾阴不足，让肝火太旺。这样人的外在表现就是遇事容易焦虑和暴躁，碰到一点儿小事就大动"肝火"。

基本情况

文漪（化名）是个三十多岁的职场小白领。她是典型的梨形身材，上半身纤细，大腿相对上半身显得粗壮。她整个人的气色偏暗黄，看起来总是提不起精神，一副很疲惫的样子。

在跟她交谈的过程中，疗愈师发现，案主习惯叹气，比较消极。

她因为这几年反复发作的荨麻疹前来治疗。只要荨麻疹发作，她就奇痒难忍，整个人抓挠个不停，睡眠质量大大下降。

通过背部评估，疗愈师发现她腰椎塌陷、骶骨高低不平、脊椎轻微侧弯。腰椎塌陷往往与童年父亲给到的力量和支持不够有关，骶骨高低不平可能和童年有过不安全经历有关，脊椎侧弯常常与不和谐的家庭关系有关。

根据这些信息，疗愈师初步推断，案主的荨麻疹与脾失健运密切相关。

童年的不安全经历会让她内心生出不安，甚至恐惧，这些情绪都在无形中不断消耗身体的肾精。长期消耗易致肾气不足，肝失疏泄，气郁化火。肝克脾胃，导致脾失健运，水湿运化失常，形成痰湿，上泛于肺。湿在肉里为饮，在肺里为痰，流溢于皮肤为疹。荨麻疹会有明显的局部皮肤水肿，这跟皮肤水湿疏布失常有关。

经过三个阶段的调理，疗愈师用手法帮助案主排出了身体的湿气。脾土"喜燥恶湿"。寒湿被排出后，脾的动力就会增强。

在身心沟通中，疗愈师一步步引导、陪伴案主，走进她敏感、忧郁的内心世界。在她看见父母的冲突关系一直让自己的内在小孩活在恐惧当中后，内心压抑的委屈与悲愤得到了宣泄。

在调理完身心后，文漪的荨麻疹消失了，暗黄的皮肤也变得有光泽起来。在情绪方面，她不再像之前那么敏感、易怒，罩在她身上的那股淡淡的忧伤也随之退去，整个人变得积极、有力量。

调理过程

第一阶段

在开始时，疗愈师观察到案主是个情感有些隔离的人，所以这一阶段着重以排出体内的寒湿之气为主。

疗愈师用手法为案主疏通整个骶骨八髎和腰部区域的巨阳经。

巨阳经是足太阳膀胱经，相当于身体当中的"阳光"。腰的下半部分和八髎区域被疏通到一定程度后，身体中的"小太阳"就增强了。脾运化水湿的动力来源于肾阳。加强阳光，身体当中多余的水分就会慢慢被汽化。

接着，疗愈师帮案主揉下腹部两侧的地方，也就是腹股沟的部位。调理这里可以起到滋肾水、调阴补阳的作用。揉到一定程度的时候，案主的手心、脚心变得湿漉漉的，双脚冷得像从冰柜里出来的"冷冻肉"。这也是身体的寒气和湿气向外排出的一种表现。

一段时间之后，案主的荨麻疹明显消退了，睡眠质量也有了很大的改善。这也增强了她与疗愈师之间的信任。她愿意进行更深入的身心探索，帮助自己从根本上解决症状。

第二阶段

案主的体质发生了很大改善。所以在这一阶段，疗愈师打算从身心沟通入手，引导案主看见内心更深层的东西。

"你充满了悲伤的情绪。"疗愈师从感受入手，与案主的感官世界同频。

"是的，我总是开心不起来，虽然也没发生什么事情。"案主淡淡地说着。

"我陪着你，我们一起去走进那个悲伤的世界，去看看里面发生了什么好吗？"

得到案主的同意后，疗愈师用手法催眠，带领案主回忆童年。

案主讲述自己看到一个总是充满争吵的家，妈妈总是歇斯底里地叫着，爸爸则怒气冲冲地回怼。没人注意到那个在角落里哭泣、害怕的孩子。这些记忆就像一面摔碎的镜子，碎片扎进女孩的世界，从此不再有彩虹和阳光。

"我看到了一个害怕又不敢发声的孩子。此刻她正缩在墙角，恐惧地看着眼前的一切。"案主说道。

"你可以去抱抱她吗？告诉她我来找你了，我带你离开这里。"听到疗愈师的话后，案主开始撕心裂肺地号啕大哭。

"我不能，我没有力量，我不想。"案主本能地抗拒着。

疗愈师看着眼前这个一直靠自己努力活着的孩子，感到心中一酸，于是把手放在案主的腰部，想要给她一份支持与力量。

"你现在不是一个人，我在陪着你。我们一起去走近那个孩子，告诉她你在陪伴她好吗？"

案主没有说话，只是不断发出战栗、悲鸣的哭泣声。

"他们不配做父母，他们不配！"案主大喊着，一股愤怒的力量从她的身体中涌出。

"你对家的印象是充满战火的，所以你一直活在不安、恐惧和愤怒之中。你再看看那个孩子，她就是你自己。告诉自己'那不是我的错，我只是个孩子。你们别吵了，我很害怕'。"

案主一边大哭，一边大喊着"我害怕"，后背出了一层冰凉的汗，整个后背都湿透了。

此刻案主终于触碰到了内在那个胆小、脆弱的自己，疗愈师用温暖的双手继续陪伴和抱持案主。案主终于走向了内在的自己，在内心与过往有了一次深入的和解。

第三阶段

到这个阶段，案主变得积极、开朗起来。疗愈师继续为她调理生理区，补足肾气，加固身心的健康屏障。

在日常生活中，案主坚持每天练太极拳，深入觉察内心的一些想法和信念。虽然她在生活中还是会有纠结和矛盾的时候，但对各种情绪有了觉察。

案例分析

身心是一体的。我们会有某种症状一定不是偶然，而是点点滴滴的积累。症状可能源于不健康的生活方式、不和谐的家庭关系、固化的信念、未完成事件、曾经的创伤。

从文漪的案例来看，她患上荨麻疹，也是一个日积月累的过程。

在生活中，她一直不怎么注意日常保健，喜欢赤脚穿鞋，贪食寒凉食物，这些生活习惯在无形中让寒气进入身体当中，成为湿气，影响脾胃。她还是个非常容易思虑的人，这进一步加重了脾的负担。

在情绪上，她有无意识的恐惧、隐忍的愤怒和难以表达的忧伤。这在她的身体上的表现是骶骨高低不平、脊椎轻微侧弯。

案主内心有这么多的情绪，与她的父母经常吵架导致她缺乏家庭的归属感有关。童年缺乏父亲的支持和陪伴，会让一个人在成年后缺乏自信、敏感、焦虑。这些看不见的底层情绪，又会让她表现出一副急躁的样子。

在一个充满战火的家庭中，孩子的内心很容易偏向父母一方，与另一方关系紧张。心理的紧张会引发身体韧带的紧张，长此以往就形成了脊椎侧弯。

在认知上偏向一方，会让个体怀揣对另一方的愧疚。所以脊椎侧弯的人，容易陷入纠结与矛盾当中，常常自我内耗。这种纠结也会体现在他们生活的方方面面。

肖然老师说过，一个人经历的苦难不是灾难，是资源。

一个家庭不和谐的孩子往往长时间活在自卑、敏感、充满忧伤的世界当中。但经历过磨难的人也容易淬炼坚韧的性格底色。

如果我们总是对过往的一切自怨自艾，就只会让自己始终站在受害者的位置，看不到希望，失去人生的力量和方向。若我们能把苦难看作一次次磨砺，人生就会朝着逐步摆脱沉疴的方向走去。

身心同调可以帮助我们从身体层面慢慢触及内心一部分隐蔽又真实的自己。情绪与语言的同频共振会慢慢打开一个人的心扉，因为那种被理解、被接纳、被共振的感觉，让我们在关系中被看见，从而愿意放下固有的信念与防御，以真诚的姿态去拥抱未来的更多可能。

身体是思想的物质基础。改变自己需要身心两方面的力量。

当我们的身体变得更通畅、精力更充沛时，我们就会更有力量去探索内在的自己。

反反复复的湿疹，根源是脾伤了

生辰

爱美是每个人的天性，男女都不例外。皮肤就像一件天然的衣服，每个人都希望它是细腻、光滑的。

湿疹不仅影响皮肤的整体美观，还让我们对抓肝挠心的瘙痒记忆犹新。一开始时，它可能只是几个不起眼的小红点，但奇痒无比。我们会忍不住地挠，越挠越烦心，越挠越过瘾。过不了多久，小红点就破了，流出浓一样的小黄水，干了以后又会结成痂。

我们通常认为湿疹是皮肤病，从中医来看，它是内脏问题。湿疹常常与"湿邪"有关。湿为阴邪，容易伤身体的阳气，阻碍气机的顺畅运行。外环境的湿又会进一步影响身体内的湿。湿邪犯体，最容易伤害的就是脾阳。

脾主运化，有运输水液的作用，在五行中属土，故"喜燥而恶湿"。如果脾胃的运化功能变弱，水分不能正常流动，就容易出现沉积，黏腻于身体和细胞之间。这就是我们说的"湿"。一旦"湿"不能运转，泛到皮肤里，就会形成"疹"。

中医讲恐生寒。寒气长时间集聚在体内就容易得湿疹。因此，一个体内寒湿过重的人，很可能内在藏着很多的恐惧。

基本情况

袁志平（化名）找到疗愈师的时候是在一个寒冬。他有严重的湿疹。他脱下秋裤时，皮肤出脓的地方已经粘连在了秋裤上，看着非常瘆人。

据他讲述，一到晚上他就像白蚁噬心，瘙痒难耐。他越抓越心烦，越烦越睡不着。长时间睡不好，又导致他白天注意力难以集中，工作效率低下。一着急他就容易急躁发火，因此常常在工作中跟同事置气，回家又跟家人吵架。

疗愈师为案主做完身心健康评估后发现：他的整个身体非常紧张，脊椎呈弓形且两侧韧带几乎没有弹性，这可能是案主的内心常常处于紧张所导致的；肝脾气高起，这样的人往往有关系焦虑；腰部板结，可能内心比较追求完美，导致身心常常处于绷紧状态；八髎和臀部比较干瘪，这往往和自我价值感较低有关。

从案主的身体情况来看，疗愈师认为案主是一个比较容易紧张、焦虑的人。中医讲"思伤脾"。过度的思虑容易损伤脾的运化，致使湿气停滞在身体当中。寒湿困阻脾，则脾不能养精、肾不能藏精，继而造成肾精不足，形成肾阳虚。

为此，疗愈师把调理过程分为三个阶段，用手法放松身体、排出体内寒湿、疏通经络。在身心沟通的过程中，疗愈师带领案主回溯过往经历，看见他一直在刻意回避的情绪，让固着在身体当中的情绪得到释放和宣泄。

结束调理后,案主整个人发生了很大改变。他不仅皮肤变好了,也乐观、自信了很多。

调理过程

第一阶段

疗愈师先用手法帮助案主放松身体。情绪的松动有助于缓解湿疹。

开始时,疗愈师让案主守住自己,让外散的精神回归内心。心神回归的时候,气血功能增强,脏腑得到充分的濡养,并慢慢恢复正常功能。脾胃的吸收、运化功能变强,不仅能生出更多气血去供养身体,还能把身体多余的湿气代谢出去。

在调理过程中,疗愈师以疏通后背两侧膀胱经、臀部肝胆经为主,调整耻骨、腹股沟及会阴区域为辅。膀胱经是巨阳经,按揉这里可以提升身体的阳气。膀胱与肾互为表里,调理这里还能增强肾阳。

案主反馈自己排便不成型,还有些粘马桶。疗愈师表示这是身体在排寒湿的现象。

经过一段时间后,案主大腿上的湿疹逐渐退了下去。

第二阶段

经过上一阶段的调理,案主产生了更多信心,内心也安定了很多。

在这个阶段,疗愈师主要调理臀部的八髎、胆经,腿部的委阳穴等区域。这能起到加强肾阳温煦脾土、祛湿排寒的作用。同时在手法上继续加强生理区、耻骨、腹股沟及会阴区域的调理，滋阴补阳。

在沟通中，疗愈师与案主聊起了他过去的生活。案主表示，自己和父母的关系很一般，因为小时候一直是跟乡下的外婆、外公长大的。大概到初中的时候，他才被父母接到身边。这时候的他已经习惯在乡野打滚的生活了，到城市里生活反而觉得拘谨。父母看他性子这么野，便对他严加管教。他和父母在还没有真正建立亲密关系时就已经走向了对立。再后来，他去其他城市打工，跟父母的联系更少了。在工作上，他是个比较努力又自我要求高的人。总的来说，刚开始几年还算顺利。然而，前几年换了个新领导，这让他陷入了一场"噩梦"。

领导是理论和实干派的，喜欢随机抽查业务理论和知识。有时还会丢一本大部头的书过来，让他学完做总结报告。为了交出满分答卷，他把自己的神经绷得特别紧，不仅工作上做到滴水不漏，还会减少睡眠时间来学习。有段时间，他经常天不亮就起来拉肚子，晚上失眠的情况也越来越严重。直到领导被调走，他悬着的一颗心才掉了下来。可没过多久，他的身体就开始出现湿疹，并且越来越严重。他涂了些药膏，但都没有持续性的作用。

"我能感受到，你的内心一直处于紧张状态。"疗愈师试着从感受层面入手，和案主共情。男性的感受力往往较差，这句话并没有走进案主的心里。于是，疗愈师加强了臀部区域调理的力道，让案主顺着身体感受，去觉察内在最深层的情感和渴求。

"你一直活得很压抑和紧张，因为你觉得自己是个没有家、没人保护的孩子。你不允许自己有错,更不允许自己轻易流露情绪。"疗愈师的话,慢慢撬动了案主内心最坚硬的壳,他放声大哭起来。

"我知道这么多年来,你一直活得不踏实。没有爸爸妈妈保护的孩子,也是没有安全感的孩子。今天,你可以只是个孩子。我在这里陪着你。你可以尽情地哭、尽情地笑,尽情宣泄那些努力克制的情绪。"听到疗愈师的话,眼前这个男人终于不再委屈自己,他发出了如洪浪般的咆哮,响彻整个房间。

在宣泄完情绪之后,他的阴囊区域慢慢鼓起了水疱,最后形成了一层壳。疗愈师告诉案主,这是体内比较深层的湿被排出来了。

第三阶段

这时,案主的整体状态提升了很多,身体从原来的僵硬慢慢变得柔软,精神状态也明显好了很多。

疗愈师在这个阶段,继续帮助案主疏通全身,让身体的循环变得更顺畅。疗愈师还带领案主练太极,帮助他在调理的过程中,安定内心,守住心神。这让案主不再总是为未来的事情过分担忧,慢慢学会享受当下。他多年的湿疹问题也逐渐得到解决。

之后,除了日常调理外,案主每天都练太极。他觉得自己不再像原来那样急躁,对身边人也多了更多的宽容。

案例分析

肖然老师说过,很多心理问题源于缺乏归属感。当孩子缺乏归属感和安全感时,他就会失去自信及基本信任感。

身体的症状很多时候就是心理问题的一面镜子。当一个人长时间处于恐惧、不安、焦虑等状态的时候,他的皮肤屏障就会非常脆弱。

袁志平的湿疹其实和他内心缺乏安全感有关。他从小跟着祖辈长大,和父母缺乏情感联结。这让他的内心失去了一种对家的归属感,一并失去的还有自信和活着的价值感。所以成年以后的他,一直活在紧张和焦虑当中。对生活的思虑、对事业的担忧背后的底层情绪往往是恐惧。所以,他的每一步都走得小心翼翼、谨小慎微。他需要为未来做好最缜密的筹谋。

当一个人的内心总是感觉不安全时,他会习惯用理智和逻辑来逃避情绪。这也是一种自我保护。长时间刻意压抑、回避情绪,会对我们的身体、心理造成非常大的伤害。

过度的恐惧情绪容易在身体中形成寒湿,困囿脾的动力。思虑会进一步损耗脾的功能。无法被正常输布的水液留存在身体当中,泛于皮肤,最终形成了久治不愈的湿疹。

疗愈这样的人往往是很难的。因为他们总是习惯用头脑去分析事情的对错。可我们的情绪是没有对错的。它们只是表象,隐藏在更深处的是内心的渴望和期待。

疗愈师常常从身体入手,直接与一个人的身体对话,去看看它究竟想要表达什么。身体也是非常智慧的,它会用自己的方式告诉我们发生了什么,我们可以做什么。

一个不懂得情感表达的女人被乳腺问题"盯"上了

生真

人们常说,情绪就像一场突如其来的海啸,发作时有着势不可挡、摧毁一切的力量。可在成年人的世界中,情绪再汹涌,也不得不自己独自消化。如果任由情绪的风暴翻涌,这股势不可挡的力量很可能会打扰、伤害到他人,波及无辜。于是,隐忍和压抑成为一个成年人保持体面的方式。

肖然老师说过,一个人总是不表达情绪,压抑久了就容易出现问题。我们在压抑情绪时,也是在压制生命最底层的张力。压抑的情绪不会就此消失,会持续向内攻击。对于女性而言,乳腺、甲状腺会首先受到影响。所以说"忍一时乳腺增生,退一步卵巢囊肿"是有一定道理的。

中医认为乳腺为肝经所主,肝以气行为养,郁结为伤。所以,乳腺问题的"根"大都在情志上。如果情感长期被剥夺、被遗忘,女人就会因为缺乏滋养,身心逐渐趋于萎缩,变得畏惧和自私。

因为缺乏基本的安全感和信任,她们在关系中的状态往往表现为怀疑和掌控。一旦伴侣因为边界被突破而愤怒，她们的内心就会生起委屈的情绪。长期的紧张不安、郁闷不舒，最易引发乳腺问题。

基本情况

叶菡（化名）不过三十出头，却总是一副忧心忡忡的样子。

从她的自述中我们得知，她的母亲在很年轻的时候就罹患乳腺癌去世了。她自己在青春期也检查出了乳腺纤维瘤，为此前前后后做了三次手术，症状却还是没有从根本上得到解决。

对死亡的恐惧，让她变得敏感、多疑。有时，她还会胡思乱想，如果哪天真的癌变了，自己是不是要切除乳房。这样的念头一在心里出现，她就觉得自己浑身战栗。

在叶菡心中，失去乳房不仅仅是失去一件身体器官，还有独属于女性的魅力。她之所以感到如此惧怕这件事，是因为丈夫非常冷淡。

两人结婚不过三四年，却已经走向了同居室友的关系。丈夫总是早出晚归，很少与她见面。即使偶尔碰上，两人说不了几句话就开始吵架。直觉告诉她，丈夫外面有人了。可她不敢去证实，怕走出那一步就再也无法挽回了。

为了重新得到丈夫的心，她拼命打扮自己，却始终没有再一次迎来丈夫热烈的目光。她伤心、难过、情绪低落，产生了抑郁倾向。她晚上睡不踏实，梦里常常感觉一片死寂，没有颜色。

疗愈师在为她做完健康评估后发现，她的整个后背都是紧张的，几乎已经看不见正常的生理曲线。这可能与案主长期处于紧张状态且内心对自己有非常苛刻的要求有关。此外，她右侧肝区隆起明显。

从身心全息文化的观点来看，身体的右边代表爸爸。疗愈师推测，肝区右侧的隆起，是她与爸爸关系对抗造成的。另外，脾区、肾区的紧张可能和她存在关系焦虑，过度思虑造成肾精损耗过度有关。

案主的身体情况似乎在诉说她与男性的关系存在问题。于是，疗愈师经过三个阶段的治疗，为案主疏通了肝气，增强了脾胃的运化，陪伴案主回溯自己的过往经历，看见原生家庭对她婚姻造成的影响，释放情绪，试着放下内心的执着，转变信念。

这是个漫长而艰难的过程。案主多次有过逃避、退缩行为，但随着时间的推移，她终究还是看到了内在的信念模式，并选择接纳、拥抱自己，让冰封的情感融化成爱的暖流，一点点疗愈曾经的创伤。

在身心调理之后，她的整个身形看上去柔软婀娜，自然散发出一种柔美气质。她不再感到压抑和愤怒，与丈夫的关系也渐渐有了好转。按照她的话来说，两人又有了那种初心萌动的感觉。

去医院复查彩超时，报告显示她乳腺纤维瘤和甲状腺结节均有变小，与之相对应的是，她的月经状况也比之前好多了。

调理过程

第一阶段

在刚开始时，疗愈师帮助案主疏通气血，重点针对双侧肩胛周围，尤其是右侧肩胛的内侧骨缝一圈和天宗穴、肩贞穴周围。

在调理过程中，案主感觉胀痛明显。压抑的情绪在气血冲击下，一点点流动起来。她说感觉内心有悲伤在涌动，却不知为何而流泪。

疗愈师告诉她，这是郁结的肝气得到疏通后的表现。肝气得以疏泄，内分泌得到调整，心情的阴霾就会慢慢消散开来。

在这个阶段之后，案主明显不再像之前那么压抑了。疗愈师感觉她的心扉开始敞开，似乎已经有了进一步成长的准备。

第二阶段

在这个阶段，疗愈师开始陪伴案主探索那些压抑情绪的根源。

在疗愈师的引导下，案主聊起了自己的童年。那是个孤独、寂静的童年。父亲常年在国外打工，她几年都见不到他一面。她对父亲的全部印象，几乎都来自母亲的叙述。

在母亲的叙述中，父亲是个非常不负责的男人。在母亲生下她没多久后，他就跟着朋友跑到国外去"淘金"。情感上得不到滋养的女人很容易变成一朵枯萎的花，慢慢走向凋零。时光荏苒，笼罩在母亲身上的那层阴影随着她的寡言变得越来越浓重。

童年的叶菡，就这样沦为母亲的背景。没有人在乎她的感受。所以，在学校里，她要么是群众中的"小透明"，要么是被一群小朋友排挤的那个。她经常独自一人在回家的路上流泪，可到家的那一刻，她又会默默擦干眼泪。因为她知道，母亲很悲伤，自己不该再为她增加负担。她就这样活成了那种到哪里都容易被人忽视、被人欺凌的"背景板"。于是，她把这所有的痛苦，全部归咎于父亲！是这个男人的不负责，让她失去了一个充满鲜活生命力的母亲，也是父亲这个角色的缺失，让她在群体中像个没有父亲的孩子。

"我看到了你内心的孩子，她渴望得到妈妈的关爱，得到父亲的陪伴和保护。她一直活得很自卑、很孤独。这些伤心和委屈一直积压在她心里，可她从来不敢让眼泪轻易流出。"疗愈师把手放在案主的心区，表达自己感受到的一切。案主止不住地放声恸哭起来。这些隐忍多年的泪水，在心被触碰的那一刻，得到了释放。

"每个人来到这个世界后，都渴望得到父母的回应。这份回应不仅是言语上的，更是情感上的。只有当我们感到自己被父母爱、珍惜、呵护时，我们才会觉得自己是有资格活在这个世界的。今天，我们一起去陪陪那个孤独的孩子好吗？告诉她，'这一切不是你的错，你只是个孩子，你有资格活在这个世界，获得幸福的人生'。"

案主重复着疗愈师的话，并在内心试着去走近那个孩子。在这个过程中，她有过退缩、逃避，疗愈师始终陪伴在一旁，给予她安慰和支持。当她终于抱住那个孩子时，流下了愧疚的眼泪。

"这么多年，我把你丢了，让你一直活在暗无天日的角落里，看不见阳光。你是有资格活着的，值得拥有幸福，拥有这个世界所有的美好！"在疗愈师的带领下，她一遍遍地告诉自己这些话。泪水冲刷着她的眼睛,她感觉未来变得前所未有的明亮。

第三阶段

在这个阶段,疗愈师准备带领案主看看自己与丈夫的关系。

一个人在进入亲密关系后,很可能会出现"退行"现象,把另一半投射成理想父母,去填补童年时期与父母关系中的缺失。一旦内心的渴望没有被满足,我们的内心就会产生憎恨与抱怨。负面情绪常常具有摧枯拉朽之势,会逐渐毁灭我们的亲密关系。

当疗愈师引导、陪伴案主回溯自己童年所经历的一切,让她看清自己内心对母亲的怜悯,以及那份掩盖在对父亲恨意之下的对父爱的渴望。这样的过往又在无形中造就了她敏感、自卑的人生底色。

在遇到那个说要守护自己一生的男人时,她毫不犹豫地向他奔赴而去。可太过炽热的爱,背后往往是强烈的占有欲。男人因为边界被侵犯而选择逃避和退缩。婚姻关系从焦灼走向僵化。这一切似乎都印证了她内心那个牢不可破的"信念"——"我不配得到爱"。

那股对男人的恨意再一次在内心翻涌。她想起了母亲在婚姻中孤寂的身影,这一刻与自己重叠在一起。她为母亲的人生悲哀,更为自己感到悲伤。

要拨开层层迷雾看见真相,从来不是轻而易举的事情。一旦事情有了表象的归因,就很难让人鼓起勇气,去探寻冰山底下潜藏的原因。案主内心非常痛苦,却始终不知道怎么办。

疗愈师的身心沟通治疗唤醒了她的深层感受,让那些固着的伤口与情绪重新被看见。这也让她慢慢降低了内心对爱的期待，让彼此的关系重新回归平衡状态。

疗愈师继续为案主疏通背部经络，固本培元，帮助案主改善睡眠质量，从而提高整体的免疫力和修复能力。当气血变得充足时，她的内在也会更有力量。

案例分析

叶菡因为多次复发的乳腺纤维瘤，找到疗愈师做调理。

根据身心全息文化的观点，乳腺就是一个女人向男人表达情感的重要器官。通过身心沟通，我了解到她内心对父亲有很多怨恨，婚后与老公的关系也非常紧张。

她对父亲的恨，一部分来自母亲的情绪，另一部分源于童年生活中父亲的长期缺席。

肖然老师说过，人对情感的需求超过对物质的需求。在五行家庭系统动力分析理论中，母亲是孩子情感的归属，父亲给孩子带来支持和保护。从案主的童年经历来看，母亲从小没有给到她情感上的支持，而父亲因为长期不在家，让她内心充满了不安。缺乏情感的流动和滋养，让案主失去了家的归属。母亲对父亲的抱怨，也影响了她与父亲及其他男性的关系。

当她带着这样的强烈情感和渴望进入亲密关系之后，自然会把伴侣放在缺席父亲的角色。一旦丈夫没有弥补和满足她潜意识中的情感匮乏，成为自己的替代性父母，那些恨意、委屈就会再一次蔓延到她的人生当中。

中医讲，郁怒伤肝，思虑伤脾，气滞血瘀而痰凝成核。那些没有被排出的恶气郁结在体内，阻碍气血正常运行，久而久之造成局部气血不能顺利抵达，形成有形的肿块。

所以说，乳腺问题看起来是身体器官出了问题，实际上其背后往往是不和谐的家庭关系，是情感流动不畅的身体物质表现。

人本来都是健康的。症状只是一个问题。在我们了解了症状背后的那个问题后，身心问题就失去了它存在的价值。

第二部分

命运的掌舵手，是内在的信念

胆结石，生命不可承受之重

生辰

伤心、难受、愤怒、抑郁、焦虑这些让我们难受的情绪，就像涨潮的海水，在刹那间就能把人吞没。于是，人类的大脑开启了一种名为"防御"的行为机制。一旦大脑发现不愉快的情绪即将接近心理的承受阈值，就会启动"防护墙"，从意识层面消除情绪对我们造成的主观影响。

然而，这些被强行忽略的情绪，并不会就此在空气中消散，而是会成为潜意识的一部分。从这个角度来看，那些无言的症状和疼痛，就像是身体承载太多情绪之后的一种"呐喊"。我们甚至可以把这种现象理解成：身体在对不敢自我表达的内在"伸冤"。

肖然老师说过，长期压抑的人的情感是不流动的。

生活中总有这样的"英雄"：他默默承载着生命中所有的重担和压力，无怨无悔；内心纵有千言万语，他也不懂得宣泄和倾诉。因为在他心里，这样的行为是懦夫所为，是一种对责任的推卸。

时日渐远，生命中那些承载不动又无处流淌的情绪，在被一次次搁置后，慢慢凝结成冰、石，成为生命不可承受之重。

基本情况

郭铭（化名）刚到知天命的年纪，看着却像年逾花甲。他头发花白，皮肤粗糙，双手布满老茧。

这个看上去不曾被生活厚待的男人，眼下正被腹部的剧烈绞痛折腾得死去活来。

为了这个问题，他去医院做了检查。检查报告显示，他的疼痛是由体内的胆结石引起的，需要切除胆囊。

向来充满耐力的郭铭不愿意就此向命运低头。他硬扛了数月，直到每晚疼痛引发的睡眠问题极大地影响了工作。于是在朋友的介绍下，他找到了我们。

疗愈师在对案主进行身心评估后发现，他是个极其压抑、隐忍的人。肩颈区的厚重可能是在"诉说"他在生活中承担了太多的压力和责任。压抑与隐忍的性格让他出现了明显的肝气郁结。中医讲肝胆互为表里。肝的疏泄失常会影响到胆汁的正常排泄。胆汁在旺盛的时候无法排泄，就可能形成胆结石。

经过三个阶段的身心调理，疗愈师帮助案主疏通淤堵的肝脾区，并让案主意识到这么多年来对自己的忽略。当多年的行为模式被意识到，情绪在身体当中流动后，案主感觉身体的疼痛感明显下降了。

当案主再去医院复查时，检查报告显示结石小了三分之二。这让他感到非常开心。整个人看起来年轻了不止十岁。

调理过程

第一阶段

在背部评估时,疗愈师发现案主肝脾区隆起、僵硬,腹部有一圈赘肉,由此判断他可能是和平忍吞型的人。因此在这个阶段,疗愈师在身体层面重点帮案主调理肝脾区,腿部的肝胆经,辅助调整八髎穴,放松全身。

在调理的过程中,疗愈师发现,每次问案主调理的感受时,他都会咬牙说"还行,还能忍"。于是,疗愈师从五行沟通环的行为模式切入,与案主聊了起来。

疗愈师对案主说:"在生活中,你是个非常能忍的人。"这句话一出,案主的眼角微微泛起了泪花。但他立马把激起的情绪压抑了下去,哽着嗓子说:"是啊。"

之后,案主的话匣子开始一点点打开。他说起自己的童年经历,作为长子的他因为家庭贫穷,初中没念完就被迫辍学。好在人比较勤奋和利索,被一位木工师傅收为徒弟,后又做起了装修生意。

日子是一天比一天富裕了,可他的担子也更重了。与妻子组建家庭,生儿育女,他却依然是原生家庭的经济"顶梁柱"。弟弟家买车靠他"赞助",妹妹家孩子上私立学校又靠他"接济"。看着钱只出不进,妻子对此颇有怨言,两人经常发生口角。他心里不是不明白,可担在身上的担子,哪是说放就能放下的?

"这么多年,你一直在为别人活着,为你的家庭,为你的弟弟、妹妹。你很少关注自己,哪怕是身体向你发出强烈的求救信号。"疗愈师的话触动了眼前这个硬汉的心。

他放声大哭起来，仿佛要把这辈子隐忍的眼泪都哭干。疗愈师就把手放在案主的肝区，静静陪伴这个用"刚硬"身躯来掩饰内心脆弱的男人。

第二阶段

经过一段时间的身体调理和心理陪伴，案主的疼痛感慢慢减轻了。他的睡眠质量和工作效率开始显著提升。

在这个阶段，疗愈师开始引导案主去关注身体的感受和变化。

疗愈师说："你可以去关注身体的感觉，去陪伴那个一直被忽略的自己。"

在手法催眠的作用下，案主逐渐看见了一个紧紧团缩的自己。他感觉那个小小的自己在发抖。

疗愈师也在他的腰部摸到一个包块，且腰部板结，由此判断这里曾经发生过一个让案主感到恐惧的事件。

"我知道你很害怕，你看到了什么？"疗愈师试着引导案主回忆这段经历。

"我感觉自己有种透不过气的感觉，好像要窒息了。"案主的呼吸渐渐急促起来，思绪也变得断断续续。

"我在陪着你，陪你去经历过往的事情。它是一个一直弥漫在你生命当中的恐惧事件。"疗愈师把手放在案主的腰部，给予他力量与支持。

案主的身体开始挣扎。"我掉在水里，快淹死了！我好难受，快来救救我！"他扭动身体，并大喊呼救。

"深呼吸,你可以靠自己的力量出来的!"疗愈师边鼓励案主,边用手为案主疏通生理区,帮助案主增强内在力量。

一段时间之后,案主终于从自己的恐惧情绪中走出来了,冷汗浸湿了他的头发,黏在额头上。他露出了疲惫的笑,表示经历了这次"冒险之旅"后,身体轻松了很多。

第三阶段

在对自我行为模式有了觉察,隐忍的情绪得到一部分释放,恐惧事件被处理之后,案主的整体状态在这个阶段有了较大提升。最明显的是之前含蓄、寡言的他,开始懂得表达自己的想法和情绪。因此,在这个阶段,疗愈师继续用手法调理案主的后背肝区、臀部胆经,引导案主表达、宣泄这么多年来压抑的愤怒和委屈。

每次案主都哭得撕心裂肺。这样的情绪流动让案主对自己有了份更深的感知。他开始学着放下一部分肩上的责任,让目光慢慢回到自己身上。

"你是非常重要的。你的亲人、朋友爱你,不需要任何条件。"疗愈师肯定的话语让案主坚定了内心的信念,学会重视自己、爱自己。

为了帮助案主进一步提升内在力量,疗愈师继续帮案主调理生理区,培元补气,促进身体循环,加速身体的自愈。

案例分析

郭铭的人生经历有浓重的时代色彩。小时候家境拮据,让他养成了吃苦耐劳的品格。身为家中长子，他义不容辞地挑起了整个家庭的重担。为了当好大家长的角色，他隐忍自己的情绪，不轻易诉苦，更不懂得自己的重要性。他活着的使命就是照顾其他人，让家人活得幸福和快乐。人终究是有七情六欲的，就算他头脑不承认，身体还是会"替"他委屈。委屈又不表达的人容易生闷气。

在中医理论中，人的情志活动与肝的疏泄功能有着密切关系。一个人总是情志不畅、委曲求全，就容易导致肝气郁结，肝脏疏泄失职。肝胆互为表里，肝不能正常疏泄，就会影响胆汁的分泌与排泄。胆汁长期淤积，就可能形成胆结石。

身心疗愈的过程也是带领案主看见自己过往是怎么活的过程。通过陪伴与引导，疗愈师让案主慢慢看见这么多年来他其实活得很累，也很辛酸。他从来都是做别人的"保护伞"，却忘了看一看自己。

这么多年，他如此压抑、隐忍地活着，活成了一个总是为他人着想，不轻易表露情绪的人。那些隐藏的爱恨情仇，被身体像海绵一样吸收，后因满溢而流出，最后以症状的形式，出现在他的生命之中。

在整个身心调理的过程中，疗愈师还发现案主腰部板结、有包块，这可能与他的紧张、恐惧情绪有关。疗愈师通过手法催眠，让案主回忆当时的场景。在疗愈师的支持与陪伴下，案主靠自己的力量走出了痛苦的记忆与情绪。这种直面恐惧的经历，让案主的情绪得到释放，过往的创伤也因此得到了疗愈。

胆结石像是案主负载过多情绪之后凝聚而成的生命不可承受之重。

症状背后可能藏着卡住、不能流动的情感，或一个被忽视的真相、一个不被看见的自我。所以通过身心沟通，让阻滞的情绪流动，引领案主看见情绪背后的事件与真相，就是在触发生命疗愈的本能。这也是一个人重新了解自己，认识自我的过程。

其实我们应该感谢症状。它让我们学会看清自己，理解自我，接纳情绪，让生命跳出固有的循环模式。

人最大的痛苦，其实是活不明白

生心

我们常说"病来如山倒"，山不会轰然倒塌，必定是经过百年，甚至千年风吹雨淋的侵袭，使内部结构松散、腐化，最后轰然倒塌。人的身体也一样。每个器官在经年累月的运转中，经受着不健康的生活方式、情绪的侵袭，最终表现出症状。

肖然老师说过，身心从来都是一体的，身体是潜意识的物质基础。身体是一本活生生的自传，记载着我们一生的经历和情绪。

不同情绪影响不同脏器的动力，损害五脏的精力，引起身体的内耗。长期卡顿的情绪阻滞在身体当中，让全身的器官、组织得不到气血的濡养，从而失去活力，慢慢变得僵硬。那些被我们强行忽略的情绪，终究会在身体中留下不可磨灭的印记，并以"敲警钟"的方式，提醒当下的我们去觉察。

每种症状背后都有无数卡住、不能流动的情感，藏着被忽视的真相和需要被看见的自我。

基本情况

钱雪芬（化名）在一次意外摔倒后，生活急转直下。摔倒的那一刻，她甚至有了几分钟断片儿的错觉。这一跤摔完后，她觉得自己浑身虚弱无力，自理能力也大不如前，去医院做了几次检查，也并没有得到明确的诊断结果。

钱雪芬在看到肖然老师的演讲视频后，隐约觉得自己或许可以通过身心调整的方式，找到一些答案。

刚来治疗时，钱雪芬整个人看上去特别干瘦，皮肤蜡黄，眼白中布满了难以消去的红血丝，眼睛空洞无神。

疗愈师经过四个阶段的悉心陪伴和调理，帮助案主慢慢疏通了身体淤堵的地方，增强了脾胃功能，让四肢得到充分营养，肌肉变得充实而有力量。在气血充盈面部之后，案主整个人重新容光焕发。

在身体被慢慢疏通的过程中，钱雪芬也对自己的情绪多了一份觉察。以前总是为一些无名琐事生气，在看见情绪背后的原因后，她慢慢放下了担忧和焦虑的情绪。

调理过程

第一阶段

案主刚来的时候面色晦暗，眼白布满蜘蛛网般的红血丝，走起路来有气无力，全程由家人搀扶，颤颤巍巍，瘦弱的身形像路边随时会被风刮走的小树枝。

在这个阶段，疗愈师着重用手法帮助案主疏通身体经络，改善整体循环。对肩颈、臀部、生理区域的重点调理，让案主达到了培补元气的效果，身体的不适感慢慢开始减轻。

第二阶段

在第一阶段的经络疏通以及气血调理后，案主的身体有了明显的改善。在精神方面，与最初有气无力的气虚状态相比，她现在的精气神明显有了好转，肩颈和脊椎两侧的肌肉也有了弹性。气血的严重亏损非"一日之寒"造成的。疗愈师在这个阶段，继续用手法帮案主补充身体亏损的精气。

疗愈师告诉案主，身体的僵化是一个长期的过程。因此，身体亏损的部分变得丰满、有弹性也需要时间。在降低了案主对尽快康复的期待后，疗愈师让案主尽可能地去关注自己的身体感受和情绪。

第三阶段

在脾胃功能得到显著提升，睡眠质量有了非常大的改善后，案主开始散发出一种活力，腿部也有了一些力气。

案主反馈，这段时间身体没有出现不适，但胃部冷硬，睡眠多梦。疗愈师建议案主减少不必要的工作消耗，让身体得到充分的放松和休息。

经过再次评估，疗愈师发现，案主之所以胃寒，是因为身体正处在气血冲击消化系统的阶段。胃不和则卧不安，睡眠不好与胃寒的症状有关。

在这个阶段，疗愈师决定用手法帮案主进一步加强足阳明胃经的疏通，补肾阳，提升消化动力。

在沟通过程中，案主说到这段时间为了尽快恢复身体，自己在饮食上多吃肉，并导致自己出现因消化不良而腹泻的情况。

疗愈师建议案主先保持饮食清淡，让胃感觉舒适，等消化能力提升之后再逐渐加强营养摄入。

在这个阶段过去，脾胃功能进一步提升之后，案主感觉自己的精力更好了。

第四阶段

坚持调理让案主的脾胃状态变好了。

到这个阶段，案主四肢感觉有了力气，基本可以独立行走。睡眠偶尔不好，整体状态比较稳定。她肩颈部位的肌肉开始有弹性，颈椎处的皮下组织也变得丰满，皮肤状态也一点点好了起来。

到这里，案主对自己的身体恢复健康已经建立了信心。除了日常调理，案主还练习自然太极。坚持运动给她带来了极大的舒适感。

身体状态的改变也减轻了案主一直以来的焦虑、担忧情绪。她开始越来越能理解自己的情绪，接近真实的自己。

案例分析

钱雪芬曾意外摔了一跤，之后健康情况就越来越差，变得越来越虚弱。

经过背部评估，疗愈师发现案主颈椎周围神经萎缩，头部供氧不足；胃经堵，心脏供血不足；骶骨干瘪、肾虚。脑供氧不足，也是造成她突然摔倒的主要原因。钱雪芬出现脑供氧不足，与身体僵化、紧张有关。

肖然老师说过，婴儿出生时是非常柔软的。太多的情绪存储在身体当中，原本柔软的身体逐渐变得僵硬。

骶骨干瘪说明案主小时候曾经历过恐惧事件，失去了基本信任。在案主的童年经历中，她是跟随妈妈长大的，对父亲的印象非常淡薄。缺乏父亲力量的支持，进一步加剧了案主内心的恐惧。不安全的成长经历，让她内心生出了"这个世界不安全，我只能靠自己"的信念。于是，她经常处于紧张和思虑的状态。这严重损耗了身体的肾经，损伤了脾胃的运化功能。

对他人的不信任，也让案主不轻易表达自己的情绪，最终这些情绪都由身体吸收和消化。

疗愈师通过手法调理，帮案主补足肾气，增强了脾胃功能。脾胃的吸收、运化功能变好了，身体就能更好地吸收五谷营养。优质的睡眠，又会开启身体的修复、自愈功能。如此一来，身体的神经会得到气血的充分濡养，营养通达到头部，肩颈不再僵硬，整个身体逐渐回归柔软的状态。

这些年，她用这副身躯抵挡了很多风雨，也屏蔽了很多痛苦。然而，身体是需要被唤醒的。在整个调理的过程中，案主的感受力逐渐苏醒。她从一开始对身体没感觉，到感觉到痛、酸痛、胀痛。调理结束时感受到的轻松让案主感到喜悦。随着调理的推进，身体气血通畅度提升，她能清楚感觉到气血在身体中游走，并冲击症状部位。

　　案主的另外一个特质是很难信任他人。在没有感受身体变化的时候，她对自己和疗愈师都缺乏信心。疗愈师不断引领案主去捕捉自己的细微变化，解答案主对身体的各种困惑。随着身体感受越来越好，案主的信心也逐渐建立起来。但情绪依然很难被看到。在身体慢慢被打开后，案主开始参加工作坊学习。这个自我疗愈与成长的过程，让她透过他人慢慢看见自己，了解自己。

　　肖然老师说过，人最大的痛苦，其实是活不明白。在我们没有真正看见、理解、接纳自己的时候，会产生各种各样的负面情绪。直到身体出现症状，我们才会试图去揭开这一切的根源。也许，活了这么多年，我们不知道自己是孤独的。身体在默默替自我承受负面情绪时，更需要被正视、尊重、倾听、修复、释放。

无法成为自己，让她抑郁了五年

生香

"凡学鼻祖"亦舒笔下的女主说："我一生渴望被人收藏，妥帖安放，细心保存。免我惊，免我苦，免我四下流离，免我无枝可依。"

这样的句子不免让人在心中勾勒出一位长相标致、依靠男人的女子形象。有人觉得，这样一段被丈夫视为珍宝的婚姻也算是人间佳话了。

姑且不说现实中是否会有这样的理想伴侣，站在一个旁观者的角度去咂摸这段话，这里的"我"并不像一个拥有独立人格的人，更像一个没有生命与自主意识的物品，只需要被拥有者妥善保管、收藏、善待。

在现实中，我们总会看到一些在亲密关系中极度依赖伴侣的女人。这样的女人在亲密关系中可能极度顺从，很少有自己的想法，甚至缺乏自主行动的能力。或许在烈火烹油的新婚时期，这样的相处模式能增添几分情趣。一旦亲密关系崩裂，她们对生活的所有热情，也会戛然而止。孤独扑面而来，她们不知道活着的意义是什么，更不知道自己在为什么而活。

在各种关系中对他人过度依赖的人，往往是没有自我的。他们像关系中的"工具人"，一个物品和摆设。依附在关系中，就是存在的所有意义。

关系依赖者之所以以一种"空心"的状态存在于这个世界，往往和童年的成长环境有关。当我们去追溯依赖者的童年经历时会发现，他们的父母往往是控制型的，从小就要求他们言听计从。只要按照父母的要求去做事，孩子的要求就会得到满足；一旦忤逆父母的意思，就会遭到严厉的威胁，甚至是惩罚。久而久之，他们形成了一套生存逻辑：在关系中学会顺从和依赖，太强的个人意识是不受欢迎的。

成年后的亲密关系往往会"复刻"自己在原生家庭习得的关系模式。为了表达自己的亲近和爱意，那些依赖者"退化"成一个巨婴，企图与伴侣产生深度的融合与联结。

基本情况

孔明澜（化名）来找疗愈师时，已经被严重的抑郁情绪折磨了五年。曾是一名知名外企主管的她，因为一场离婚一蹶不振。抑郁情绪如一块黑布，完全遮蔽了她未来人生的光。由于长期请假，领导已经多次暗示她"回家好好休养"。

在家独处时，她会忍不住有轻生的念头。为此，她只能天天去公园里晒太阳，一去就是一天。"如果没有太阳晒着我，我恐怕已经死了。我感觉自己已经不是个正常人了。"来的时候她这样说。

通过身心健康评估,疗愈师发现案主的骶骨处有肉垫,肝脾区隆起,心区塌陷,整个后背像一块石板一样硬,由此判断案主在早期有过分离焦虑,性格上压抑不表达,内心长期处于紧张状态,和妈妈之间存在心理距离。案主的抑郁情绪可能和过度压抑损耗了肾精、情绪低落有关。

疗愈师在第一阶段为案主做了连续而密集的身体调理,帮助她改善内部气血循环,缓解情绪。在第二和第三阶段,疗愈师通过身心沟通,引领案主看见引发她抑郁情绪的现实原因,以及童年经历对当下关系的影响。

案主的改变从开始时愿意给自己做一顿饭,到慢慢恢复正常的社交和工作,甚至还为了一个项目连续拼搏了好几个月。这是她之前完全不会去做的事情。情绪的恢复让她整个人焕然一新,她更是生出了一份要在事业上发光发热的动力。

在调理结束后,案主说:"一年多的时间,我像是换了一个人。"

调理过程

第一阶段

通过背部评估,疗愈师认为案主需要在这个阶段从身体层面"补充能量"。身体对心理的影响很大。案主的抑郁情绪源于肾水不足、肝火旺。这就像一棵树,在根部缺乏营养时,就不再有开枝散叶的力量,缺乏旺盛的生命力。因此,疗愈师在这个阶段着重调理生理区域，同时帮助案主泻肝火，让她的内在循环顺畅流动起来。

在身体平衡慢慢恢复后，案主表示自己已经没有了之前动不动想死的念头。她甚至主动去超市采购了食材，为自己做了一顿可口的饭。

第二阶段

疗愈师开始用身心沟通，引领案主去看见引发抑郁情绪的现实原因。

几年前，案主因为丈夫出轨而离婚。提出离婚的一方是对方，而不是她。在沟通过程中，她说出了自己内心的不甘，对丈夫的不舍。哪怕婚姻已经如泥潭般不堪，她仍想要维系。

案主说，自己比较依赖丈夫，事事都听丈夫的，不敢忤逆丈夫的意思。可这段婚姻也让她感到非常憋屈和愤怒。即使朋友们屡次劝自己放手，她仍然把离婚这件事看得比天大。直到丈夫厌倦了这段有名无实的婚姻，她才哭哭啼啼地答应离婚。

离婚后的生活急转直下，她整个人像一朵被抽干水分的花，渐渐失去了活下去的动力。

在这个过程中，疗愈师一边帮助案主疏散郁结的肝气，一边把手放在她腰部，帮助她把内心压抑的情绪和想法倾吐出来。

在储藏多年的心里话和眼泪一起流出体外之后，案主感觉自己轻松了很多，同时表示自己有点儿困倦。疗愈师解释说身体在清理过程中有了消耗，可以通过适当的休息恢复体力。

第三阶段

疗愈师通过手法催眠,引领案主回看自己的童年。

案主首先回忆起自己的爸爸。在她的描述当中,爸爸是非常严厉的人。他总是在挑剔她的各种行为。在说起爸爸时,案主全身紧绷,可见内心处于极度恐惧状态。

疗愈师告诉案主自己在陪着她,用手揉她的骶骨,为她安神。随后,疗愈师让案主想象爸爸就站在面前,可以跟他说说自己的想法。

案主一开始说自己说不出来,话和情绪全堵在胸口。疗愈师就用手法和语言,传达着自己的陪伴和支持。渐渐地,哽在胸口的话终于说出口了。案主说一直以来,自己都很怕爸爸,内心总觉得自己不乖就会被父母抛弃。可是自己怎么做好像都不对,怎么做都会惹父母生气。她只好当个乖孩子,做父母希望她做的一切。在大声哭诉之后,案主原本铁青的脸色慢慢透出红润光泽,皱成一团的脸也慢慢舒展开来。

这时候,疗愈师告诉案主,你一直在为父母的期待活着,你始终没有活出自己。这让你忘记了真实自我的存在,无法感知自己存在的价值。

从痛苦回忆中缓过来的案主,开始表达自己内心的委屈。幸福的婚姻、体面的工作,这些都是她为父母在维持的光鲜和体面。她甚至觉得自己就是一个装饰花瓶,来到这个世界只是为了装饰父母的生活。

当不愿意放弃婚姻的真相被看见后,她终于放下了多年的心结。从来不是因为那个男人有多么令人不舍,一切不过是自己不敢罢了。于她而言，婚姻存在的意义，只是在努力粉饰真相。她内心真正害怕的，其实是失去父母的爱。

疗愈师告诉案主："即使全世界都不爱你，你自己也可以爱自己。只要你活出真实的自己，看到自己存在的价值，整个世界就会向你敞开。在你懂得爱自己以后，才会有更多人来爱你。"

案主在泪眼婆娑中表示："我不想再活成他人的依附，更不想在一段关系中感到憋屈。"

案例分析

案主孔明澜因为长期的抑郁情绪，找到疗愈师调理。从身心全息文化的角度来说，抑郁情绪和肾精被过度耗损有关。

《黄帝内经》讲，肾主骨，生髓，通于脑。肾精影响人的脑髓。生机阳气匮乏，则脑髓不充，继而导致思维、记忆力下降。一个肾精不充足的人，还会感觉身心空虚、情绪低落、身体疲劳。肾精亏虚更是会让内在的脏腑功能失调。

案主的背部评估显示，她长期处于一种紧张状态，内心有很多恐惧。恐惧的情绪伤肾。同时，她不敢表达内心的愤怒。这些情绪最终被身体肝区储藏，让她肝火旺盛。这就好比有一团火在身体里燃烧，肾的津液在这个过程中被灼烧殆尽。

通过身心沟通，疗愈师看到了引发孔明澜抑郁情绪的现实原因，是一段被出轨、被伤害的婚姻。她在这段婚姻当中极度依赖对方，可依然没能留住对方，哪怕只是一具只留存于关系当中的躯体。

成年后的亲密关系往往藏着原生家庭的影子。通过手法催眠，疗愈师引领案主看见了真相：她对婚姻关系破碎的恐惧，其实源于她缺乏自我，一直把自己当作关系的附庸。

这时，案主才真正理解了自己内心的愤怒、委屈、悲伤，其实是在为她死去的"灵魂"哀悼。

心理学认为，如果母亲在孩子的童年时期与孩子有密切的情感联结，并能给予充分的反馈和回应，孩子在内心就会"内摄一个好客体"。我们会把"好的客体"内化，并逐渐发展出独处的能力。有好客体的孩子，是内心充满安全感的孩子。

孔明澜的心区塌陷，说明内心和妈妈有距离。她的父亲是个非常严苛的人，让她产生了一种又恨又怕的感觉。

为了得到父母的爱，孔明澜小心翼翼地与父母进行互动。因为服从命令而获得奖赏，她在关系中习得了顺从和依赖。长此以往，她失去了最本真的自我。一个没有自我的人，始终需要在关系中"照见"自己。

在婚姻生活中，她继续延续着这种依赖。即使与丈夫的关系走向破灭，她还是想要维持这场婚姻。后来婚姻彻底毁灭，她的内心世界也跟着垮塌了。她觉得自己从此失去了活着的意义。

疗愈师所做的是在身体层面为她注入力量，随后引领她去看见自己，唤醒她对自己的爱。当生命动力重新焕发后，她也会慢慢找到属于自己的人生意义和价值。

现在，孔明澜换了一份新的工作。工作之余，她在家喝喝茶，养养猫，逗逗狗，重拾了小时候读书、画画的爱好。她终于成了她自己，不必在意外界的眼光。这样的日子，岁月静好。

妈妈，我在用生命为你承担与负重！

生真

在生活中，我们总是会遇到一类在关系上比较敏感的人。他们可能是"暖宝宝"，在朋友难过时给予慰藉。敏感是一种天赋，让他们能清晰、敏锐地感知到别人的细微情绪，并充当身边人的"情绪守护者"。其实，这种"天赋"往往来源于童年时期我们与父母的互动。

在正常的亲子关系中，母亲是关注孩子感受，为孩子容纳、缓解情绪的。如果父亲长期缺位，母亲得不到丈夫在情感上的滋养和关怀，就很容易沉浸于自己的世界中。孩子出于对母亲的爱，会反过来关注她的感受，甚至主动去承担她的情绪。一旦母亲把希望寄托在孩子身上，孩子就会活在一个"囚牢"中，无法挣脱和离去，更无法自在地成长。

这些甘愿背负父母情绪与命运的孩子，被一股厚重的力量紧紧压在身上。他们的爱如此诚挚、深沉，因而甘愿用自己全部的生命力量，为父母提供他们想要汲取的情绪价值。

情感也是最有力量的。正因为这份承载，铸就了他们坚韧而顽强的"钝感力"。面对挫折，他们总能勇往直前，用自己积极向上的人生态度，去赢得整个世界对自己的尊重，并绽放真正的自己。

基本情况

初见闫婉婷（化名）的人都会感觉生活对她做了什么，让她如此地沉重。二十多岁的她眼睛里面写满了疲惫和无奈，甚至她的眼神中有一份不属于她这个年纪的沧桑感。

五年前，她发现自己右下腹部不适，并且伴有严重的痛经，每次例假期间都痛得死去活来。虽然月经周期规律，但月经量却越来越少。去医院检查后，医生诊断称右下腹的包块是由子宫肌瘤引发的。

与此同时，她还出现了严重的失眠、怕冷、乏力等症状。为此，她吃了一段时间中药调理身体，痛经的症状算暂时得到了控制。然而，不久后父亲病故，她再一次跌入了人生的低谷。那段时间，她的情绪在低落与暴躁间切换，腹部的包块明显增大，痛经变得更加严重。失眠、怕冷、乏力等症状再一次出现，还出现了胸闷、胃反流等现象。

在亲戚的介绍下，她找到了疗愈师。疗愈师在对案主进行背部评估后认为，案主这些症状的症结可能和她情志不畅引发的肝气郁结有关。

肝气郁结是她得子宫肌瘤的一大原因。子宫肌瘤一般长在肝经巡行之处，相当于是肝经上结出的"歪瓜"。长期肝气郁结，郁而化火，肝火太旺，势必会"木旺乘脾土"。脾胃运化出现了问题，就会出现反胃酸、恶心等情况。肝气不舒还会导致肝不能藏魂，"肝魂不定"时人就容易失眠。

经过三个阶段的调理，案主晨起反胃的情况得到了缓解。同时，她在这个过程中慢慢看到自己情绪问题的背后是对母亲情绪的超负荷承担。

在与母亲之间有了更清晰的关系边界后，案主获得了自己的力量。调理结束后的那年，她被提拔为部门经理，次年再次升职加薪。

调理过程

第一阶段

疗愈师在给案主做完评估后认为，现阶段调理最需要疏通的是她的肝区。

中医认为，肝主疏泄，主藏血，喜柔和条达。肝失疏泄，会造成冲任瘀阻。血脉不通畅了，就会引起痛经。另外，疗愈师还重点调理了臀部环跳穴、肩胛及双侧腹股沟、大腿根部等区域，来增强身体的整体循环。

在调理过程中，案主出现了强烈的呕吐，这有助于她宣泄积压的愤怒、委屈。案主双侧脚底乃至双下肢还有明显、持续的排寒现象，脚底都是湿漉漉的。

伴随寒湿排出体外，案主感觉身体变得越来越温暖，尤其是下肢。这个阶段最大的改善是睡眠。在休假期间，她每天晚上八点到九点就入睡了，每天睡眠时间超过十个小时。案主说已经很久没有这样好好睡过觉了。随着睡眠质量变好，案主的情绪也比之前平稳了很多。

此外，案主在疗愈师的建议下，坚持练自然太极，这促进了身体的循环、自愈功能。一段时间之后，案主反馈来月经时会排出瘀血块，月经量开始接近正常。

第二阶段

在案主的身体有了调整之后，疗愈师开始引导案主去找寻症状背后的原因。

在身心沟通的过程中，案主突然说整个右侧身体紧绷难受，腰部尤其明显。从身心全息文化的角度来说，身体的右侧代表父亲。于是，疗愈师把手放在案主的腰部，与那个地方的情感和记忆建立了联结。

"如果爸爸现在就站在你面前，你想对爸爸说些什么？"疗愈师的话，一下子击中了案主的心，她抑制不住地大哭起来。伴随着哭泣，她一边捶打床，一边声泪俱下地表达了对父亲的恨，说童年因为父亲的缺席，自己一直活在自卑、不合群的阴影中。在恨意发泄完之后，案主又说起母亲总是跟自己念叨父亲的事情，这让自己感觉愤怒、悲伤又无力。

"是的，你对爸爸的记忆、情感大多来自妈妈的叙述。从某种层面来说，你替妈妈承担了那些属于她的情绪。所以你活得很累，因为你活的不是自己的人生。"疗愈师的话，让案主逐渐意识到，这么多年来，自己一直在替母亲承担情感。曾经的她那么幼小，只想紧紧抓住眼前那个可以依赖的母亲。所以当母亲的内心溢满悲伤、愤怒、委屈的时候，她本能地选择用自己的身躯，为母亲消化那些复杂的情感。这么多年来，案主一直在默默承受着身体和心理的双重压力。从不曾有人真正地理解她，包括自己。

整个过程让案主的后背全部湿透，下肢冰凉。在治疗结束后，案主表示内心轻松了很多，就像阴郁的天空突然袭来一场暴雨，雨过天晴后便是阳光满地。

第三阶段

在案主触摸到自己的内在小孩之后，疗愈师在这一阶段引领她去走近那个真实的自己。

"恨也是一种联结，甚至是比爱更深的联结。妈妈与爸爸之间的情感也是如此。"疗愈师的话让案主对父母的情感有了另一种省思。她慢慢想起在父亲生前两人充满温情的时刻。她又想起母亲每晚默默流泪，自父亲走后魂不守舍的样子。

在一切真相大白后，疗愈师引导案主与父亲做了一次情感交付。在感受到父亲对自己的爱与支持后，案主感觉内心有了一种力量感。她哭着说这次要真正做回自己，彻底放下那些属于父母之间的恩怨与情绪。

眼泪不断冲击着压在她身上的厚重的"壳"。等一切平复之后，案主的背薄了很多。她说，在父亲离开前的那段日子，他们之间多了一份理解。她感受到了父亲对自己的关爱。整个治疗过程让她坚定了这个信念，并获得了来自父亲的力量和支持。

同时，她更真切地看到了母亲内心的那份脆弱、无助、悲伤。

她因为爱而理解，因而理解而接纳。她曾用生命去负载母亲的不易，却没有看见自己，甚至因此丢失了自己。但是此刻她清晰地知道那都是妈妈自己选择的人生，也更加理解和接纳自己。

疗愈师继续为案主培元补气，鼓励她在亲子关系中表达自己真实的想法。

"作为女儿，我只有陪伴她走接下来的人生。但是，我还有自己的道路要走。"案主的表达坚定、有力，让人感到深深的振奋。

随着内在力量的增强，案主感觉自己的身体变得越发挺拔，走路也有了轻松的感觉，工作能力和工作效率都有明显提高。

案例分析

闫婉婷因为身体的各种不适，被折腾得异常孱弱。虽然在一段时间的中药调养下，她的整体状态稍稍有了好转，但生活中遇到的巨变让她的健康状况急转直下。

身体的不适，让她难以集中精神应对工作。情绪的低落与暴躁，也像毒药一样，让她的社会关系变得异常疏离。从案主的背部评估来看，她的后背厚，肝脾虚淤积，臀部和腰部的分界不明晰，骶骨八髎处肉垫厚。

根据这些身体特征，疗愈师判断出她有压抑的情绪，内心的边界感不强，三岁前有过分离事件，且在家庭中有过度承担的部分。肝气郁结是引发她子宫肌瘤、反胃、失眠等问题的主要症结所在。

从身心全息文化的角度来说，很多得子宫肌瘤的人在和母亲的关系中有不清晰、纠缠的情况。中医把子宫肌瘤称为"癥瘕"。癥的意思是血的积块，特点是固定部位的疼痛；瘕的意思是气的积块，特点是不固定部位的疼痛。两个在一起，就是一个气血团。黄元御在《四圣心源》中，把"癥瘕"称为"积聚"。"积聚，气血之凝瘀也。"子宫、妇科由肝经所主，所以子宫肌瘤与情感有关系。"精并于肝则忧"，说的是肝气郁结的人有很强的忧虑、纠结情绪。

通过手法催眠，疗愈师引领案主回顾了自己的人生。在这个过程中，她渐渐看到自己多年来，一直在为母亲活着。那些对父亲的恨，其实更多来源于母亲的叙述和情感。小小的她，只是紧紧依附母亲，"忠诚"于母亲的情绪。

对一个孩子来说，对成人的情感依赖和情绪，是沉重而难以消化的。所以这种无意识的承载过程，也是自我委屈和压抑的过程。长时间的情绪淤积和不被理解，也是案主肝脾郁结的主要原因，更是内在生命力的深深的压抑。

在这个案例中，疗愈师更多感受到的是家庭结构对孩子的影响。在一个结构正常的家庭中，母亲从父亲的体贴与关怀中获得滋养，而她亦给予伴侣爱与陪伴。母亲是孩子内在世界的情感归属，父亲是孩子外在世界的引航灯。在一个家庭中，父母各在其位，就像天地定位一样，互相尊重，爱与情感自然流动，孩子才能拥有真正的归属感和安全感，顺利发展出相对完善的人格，获得内在的稳定与独立，与外界建立更好的连接，创造更加丰富的外在世界。

所以说，和谐的家庭关系，是孩子身心健康发展并在未来获得幸福人生的基石。因为在孩子的眼里，父母幸福，自己才有资格幸福。

失去"情绪自由"后,我生吞了愤怒和委屈

生澈

成年人的字典里很少有"情绪自由"这四个字。有人选择对情绪敬而远之,久而久之就变成了情感隔离;有人在情绪风暴来袭时,选择压抑,表面上风平浪静、岁月静好,可内心早已是电闪雷鸣、暴风骤雨。

那些看不见的心理活动,从来不会无缘无故地消失。直到身体某个部位出现不明的疼痛,我们才会真正去探寻这里究竟发生了什么。

心理学上把由情绪问题引发的躯体症状称为躯体化障碍。从中医的角度来说,压抑的情绪最容易伤到的是肝。肝在五行中属木,主疏泄而藏血,有调理情志的功能。如果树木一直被压制,那它就很难生发出向上的力量。所以情绪压抑,往往容易造成肝气郁结。

现在很多女性得甲状腺结节,其实和情绪隐忍不发,致使肝失疏泄有关。甲状腺结节属于肝经巡行之处。肝气不畅时,气就容易往上走,堵在甲状腺这个区域,久而久之就形成了结节。身体症状

的背后，其实也是内在的思想和信念的影射。

甲状腺结节所在的地方，是我们的咽喉位置。如果一个人想要表达，却因为害怕不敢说时，情绪就会被噎在喉咙这个地方。从这个角度来看，甲状腺出现问题，可能是愤怒、委屈等情绪被生吞的身体表达。

基本情况

陈美珍（化名）穿着朴素，给人一种循规蹈矩的感觉。她来找疗愈师，是为了调理甲状腺结节问题。

几年前，她因为子宫肌瘤去医院做了次手术，身体自此朝着虚弱的方向滑坡。也不知道是不是更年期的缘故，她经常胸闷、气短。

去年单位的常规体检，她又意外检查出了甲状腺结节。医生告知她，结节可能存在癌变的风险，建议她动手术。

考虑到自己这几年身体一直不太好，再挨一刀恐怕元气大伤。经人介绍，她找到疗愈师，想要尝试身心调理。

疗愈师经过背部评估，推测陈美珍是承担付出型的人。

她的后背很厚，可能与她过度承担责任有关；腰椎塌陷，往往是童年没有得到父亲的支持；腹部两侧有赘肉，可能是积压了过多的委屈，引发了内分泌失调。

疗愈师认为，案主的甲状腺结节可能是她长期压抑情绪的结果。

通过两个阶段的陪伴和调理，疗愈师为案主疏通了身体的淤堵，引领案主一步步看见她压抑的情绪以及不敢畅快表达背后的原因。

在调理后期，案主去医院检查，报告显示她的甲状腺结节明显变小了。胸闷、气短的情况也有了明显改善，这说明肝气舒展后，心脏供血也变好了。

在生活中，她不再动不动跟老公、儿子怄气，心境上变得平和起来。

调理过程

第一阶段

在开始阶段，疗愈师主要以养生浴及手法疏通生理区，为案主增加身体的肾气，让肝肾相互滋养，精血相生，逐渐恢复肝的疏泄功能。

前期案主表示自己没有太多感觉。随着身体卡住的地方不断被疏通，气血开始冲击病灶，她的颈椎区域出现了湿疹，脚底也常常感到寒凉。

疗愈师根据案主的情况，认为这是身体在通过排寒、排湿自我调节。寒湿被排出有利于脾的运化。脾是气血生化之源，脾胃功能变强，甲状腺得到更多气血濡养后，自然就会分泌更多的甲状腺素，去满足身体的需求。

在这个阶段结束后，案主表示身体变强了，不像之前动两下就累得不行。

第二阶段

在这一阶段，疗愈师尝试带领案主去探索她的内心世界。

在调理过程中，案主会抱怨自己的老公和儿子像"巨婴"，她在家就像个"老保姆"。她为此感到非常愤怒。话到嘴边，却经常说不出来。这让她感到既委屈又生气——生老公、孩子的气，更生自己的气。不在沉默中爆发，就在沉默中灭亡。她也有实在憋不住的时候，可一通火发完，日子还是照旧。

要让一个人认清自己的行为模式是非常困难的。疗愈师一直在努力寻找突破口。终于，在一次调理过程中，疗愈师摸到案主右侧肩胛与脊柱交界的胃区部位非常堵，感觉有气憋在里边。当他用手去拨动那里时，案主表示身体有明显的疼痛感。

"这里是胃区，代表长时间憋住的委屈。"疗愈师一边告诉案主，一边把手放在这个区域，尝试"唤醒"这里的情绪与记忆。

她的呼吸相比之前有了明显加速，眼泪如断线的珍珠般掉在地板上。

"我能感受到你的悲伤和紧张，你其实有很多话想要表达，是吗？"疗愈师问她。

"我很恨自己，好恨！"等了几秒后，案主说出了这句话。

"可以跟我说说为什么恨自己吗？"疗愈师试着引导案主去探索恨意背后的原因。

"恨自己那么笨、那么傻，什么事都做不好。嫁错人，又生个不争气的儿子，活该成为他们的保姆。"她愤愤地数落着自己和家人。

"你这么笨，什么事情都做不好。听到这句话时，你想到了谁？"疗愈师再一次问道。

案主没有立刻回答。过了一会儿，泪水像决了堤的洪水般，从她眼中倾泻而出。

"是我爸爸！他一直都在贬低我，说我事事不如人。在他眼里，我就是一文不值的垃圾，没有任何值得赞赏的地方。"

说起父亲，她撕心裂肺地哭着，仿佛天地也在那一刻与她产生了某种共鸣。

"父亲从来没有给过你肯定和支持，这让你感到悲伤、愤怒、委屈。可你又很害怕，不敢把这些想法表达出来。因为你怕被爸爸骂，更怕彻底失去与爸爸的联结。"疗愈师回应了案主的感受，接着让案主想象爸爸就在眼前，可以说一些压在心底的话。

"我不知道。我不知道怎么说。我知道爸爸很辛苦，他每天都在为这个家奔波、受累。"案主似乎还在用自己的理智，抵御着潜意识的探索。

"我知道，你心里对父亲有很多的爱，还压抑着很多想说又不敢说的话。今天我陪着你，你可以把这么多年的委屈、伤心、愤怒，甚至不甘都告诉爸爸。"疗愈师继续引导案主去表达自己。

"爸爸，为什么你总是否定我！为什么！我恨你！我不是你说的那么差！为什么你总是不能看到我的闪光点？你总是不停地放大我的缺点，以此来证明我就是个废物！"

与其说案主在表达和宣泄，疗愈师觉得这更像是生命被唤醒后的呐喊。

"跟着我喊，我恨你爸爸，我没你说的那么差！"

案主跟着疗愈师一遍遍喊着，喊得声嘶力竭。

这时候，疗愈师把手放在她的肝区，随着她的喊叫继续疏通淤堵的部位。过了一会儿，案主的身体明显变软下来，整个肩颈、腰部都不像之前那么紧张了。

"从今天开始，你可以表达自己的想法，不再压抑、委屈自己。"听到疗愈师的话，案主点了点头。

"如果童年的那个自己就站在你的面前，你想对她说什么？"疗愈师问道。

"我想抱抱她、夸夸她，告诉她你很漂亮、很聪明、很优秀！"

"是的，你其实一直很优秀。只是爸爸比较严格，总是吝啬对你表达过多的夸赞。以后，我们可以多看看自己的优点，给自己多一些鼓励和赞赏。当你学会自我肯定后，你就会慢慢放下一些责任。因为你已经不需要再去证明自己。"

理解的声音拨动了案主的心弦，她又一次流出了感动的泪。

案例分析

陈美珍患有严重的甲状腺结节问题。因为害怕癌变，又担心再挨一刀身体变得更虚弱，因此找到疗愈师做调理。

这些年，罹患甲状腺结节和子宫肌瘤的女性越来越多。出现这样的情况，往往与女性情感丰富，长时间压抑造成肝气郁滞有很大关系。

经过对案主的背部评估，我发现她整个后背偏厚，腰椎塌陷，腹部两侧有赘肉，由此判断她是承担付出型的人。

这类人可能在童年很少得到父母的关注，甚至被过度打压，所以内心很要强，总是想用承担和付出来证明自己。其实内心真正的动机是想得到父母的爱与关注。

在整个身心调理的过程中，案主也一直在抱怨丈夫不负责和儿子懒怠，自己是这个家的"老妈子"。虽然偶尔发发火，但大多数时候，她只是默默忍耐和付出。在工作中，她是一个总在为下属兜底的"好领导"。她以同样的行为应对不同的关系，得到的却是相同的结果。

这印证了我之前的想法，她的症状可能与压抑情绪有一定关系。我们的行为模式背后很可能是童年与父母互动的复制。

压抑自己的想法和情绪，也是在压抑身体的攻击力和创造力。这样的人总是给人留下循规蹈矩的印象，他们无法真正做自己。

疗愈师慢慢了解到，案主有一个非常严厉的父亲。

肖然老师说过，父亲对孩子五千次以上的肯定，会给孩子带来自信的品质。在案主的童年经历中，贯穿始终的是父亲的羞辱和指责。这让她的内心不断积累羞耻和委屈，积压了越来越多的愤怒和悲伤。她不敢反抗，因为害怕被打击得更厉害，也害怕失去父亲的爱。她希望通过变得更强大向父亲证明自己。在成年后，这种固化的行为模式仍然在发挥作用。

如果我们和身体做一次对话，就有可能看见内在刻意忽视和压抑的东西。很多时候，我们宁愿深陷过去的泥沼，也不愿意尝试改变，因为改变意味着失去。但是身体还是会忠于我们的内心。

我们需要找到适合自己的情绪宣泄口，而不是储存负面情绪。释放情绪，看见内心的渴望，改变才会一点点发生。

生于重男轻女的家庭，长大后我做了"扶哥魔"

生悟

　　尽管农耕社会已经离我们远去，但重男轻女的思想并没有在这个时代消失。如果一个女孩诞生于这样的家庭，那么从出生的那一刻起，她的人生可能就有了一层悲剧色彩。她会在资源分配严重不均的环境中长大，仿若浮萍般挣扎于人世，被忽视、冷落、贬低、嫌弃，成年后还要活在被父母盘剥、被兄弟索取的阴影之中。

　　原生家庭的枷锁，让她内心匮乏、缺乏安全感，也因此变得自卑、价值感低。于是，她只能靠不停地为家庭付出，来证明自己的存在。

　　在这个过程中，她或许有过怨恨，但长期被物化和工具化的经历，让她逐渐失去了表达的能力，过得压抑而隐忍。"我不配"的信念在她心中牢牢扎根。她通常逆来顺受，甚至无条件地满足他人的需求。

　　在生活中，她习惯了忍气吞声、压抑情绪。无力感和匮乏感就像充满吸引力的黑洞，将她卷入看不见的万丈深渊。

基本情况

袁淼（化名）是个二十多岁的年轻女子，但她月经失调的情况已经有五年之久。她觉得月经就像一个不太熟悉的亲戚，偶尔来一次。这样的情况久了，她感到万分困扰。婚期即将临近，她非常害怕自己的月经问题影响接下来的生子计划。

在同事的引荐下，她找到了疗愈师。疗愈师为她做完身心健康评估后发现，她的肩颈、腰骶处板结。这些身体表现可能与她长期精神紧张且处于不安全的环境当中有关。这样的人内心往往充满了焦虑和不安。过度的恐惧情绪会导致肾气受损，继而引发阳气亏虚、机体失于温煦的状态。中医讲"寒主凝血"。寒邪凝滞在女性子宫中，会引发气血流通不畅，导致月经阻塞不下来。

通过身心沟通，疗愈师了解到，案主从小生长在一个重男轻女的家庭。自己为了报答父母的养育之恩，独自在大城市打拼，赚的钱大部分寄回家中。虽然内心有委屈、愤怒、伤心，但她还是默默遵从父母的意愿，接受"吸血式"的榨取。

通过两个阶段的陪伴与调理，疗愈师帮助案主排出体内的寒湿，引领案主看见她内心的委屈和不忿，放下一直盘桓在心中的"我不重要"的信念，承认自己存在的价值，拥抱自己，让恐惧的情绪不再存在她的生命当中。

经过调理之后，案主的月经变得规律了，皮肤变得光滑起来，像个剥了壳的鸡蛋。整个人的神情状态也从原来的畏畏缩缩，逐渐变得坚定、自信起来。

调理过程

第一阶段

疗愈师以手法为主,重点为案主疏通肩颈、腰骶等板结僵硬的地方,让这部分淤堵的气血流动起来。随后疏通臀部、腹股沟等生理区域,改善内分泌,提升全身气血循环,排出寒湿。

经过一段时间的调理,案主的腰骶、脚底等地方均有寒湿排出,身子比之前更轻盈,例假的时间也逐渐恢复正常。

第二阶段

在这个阶段,疗愈师决定通过身心沟通,引导、帮助案主看见自己内在的信念模式,从身体层面缓解由体寒引发的月经失调。

案主常常会说起自己与同事一起完成项目的事情。当被问及项目成果最终由谁去呈现时,她表示一般都是同事。即使偶尔有人觉得她更合适,她也会推托,认为自己的贡献并没有那么大。

从这些叙述中,疗愈师能明显感到案主内心的不自信。她好像总是在"为他人作嫁衣裳",认为自己不配得到荣光。疗愈师猜测,这可能是她内在对原生家庭关系的移情。于是,疗愈师试着把话题转移到她的原生家庭。一开始,案主并不是很想聊的样子,疗愈师没有多说什么,只是用温情的陪伴,默默表达着尊重和理解。

整个房间里没有声音,情感的流动却在静悄悄冲刷两人的心。可能这份理解让案主感觉自己终于在关系中被看见了。她慢慢说起了自己的童年。

在记忆里,她是哥哥的跟班。无论哥哥去哪儿,她都会跟着。

有次她跟着哥哥去田里玩，两人的双脚都踩满了泥巴，回家的路上留下了两排清晰的泥印。

到家以后，妈妈只顾着给哥哥洗脚，就好像自己是个透明人。这深深刺痛了她的心。她默默舀了盆水，冲刷了双脚的泥。井水的冰凉，像冰锥一样刺着皮肤，她觉得痛，却什么都没说。

童年的记忆里还有老家破旧漏风的房子以及父母争吵不休的声音。母亲经常抱怨父亲窝囊，不能给家里盖大房子，搞得她整天担心漏风漏雨的。父亲一开始不吭声，随后就拎起二锅头往嘴里一顿猛灌。醉酒壮胆后，他会破口大骂，甚至砸各种家具。哭声、闹声、吵架声总是不绝于耳，她感觉害怕，不知道当下的自己可以抱住谁。

其实，父亲也有温情的一面。他外出打工的时候，常常会带糖回家。虽然大多数糖都给了哥哥，但他会记得分给她几颗。她就像在玻璃碴中找到了糖。这份被珍视的喜悦，成了她匮乏童年的一束光。

命运往往就是那么捉摸不透。父亲在外出打工时，意外弄伤了腿。失去父亲这个劳动力，让这个贫寒的家雪上加霜。母亲整日以泪洗面，常常卧床不起。她只能挑起家的重担，洗衣，烧饭，给家畜喂食，伴着月光的夜色做作业。父亲在失去经济能力后，变得十分无赖和蛮横。一次酗酒之后，他拿起斧子，想要一了百了。

"我当时吓坏了！我不能让爸爸死。我紧紧抱住他，告诉他要死我们一起死！"说起当时的场面，案主的泪止不住地淌出。

"爸爸是你生命中，唯一让你感受到温暖的人。"疗愈师说道。

"是的，我不能失去他！他看我哭得撕心裂肺，终于放下了斧子。我就像看到了救命稻草一样。然后我拼命发誓会好好读书，长大挣钱改善家庭状况，让他们都过上好日子，让爸爸不再抬不起头。"那天发生的一切，此刻正鲜活地在案主脑海中播放。疗愈师感到此刻她正体验着心碎、惧怕的感觉。这些感觉成了她日后精进努力的动力。

后来她真的做到了，离开老家在城市中谋得了一份不错的工作，经济收入稳定。从此，她成了这个家的经济支柱。可无论付出多少，在春节的饭桌上，她依然没有看见自己爱吃的菜。

父母、哥哥的索取，让她过得很累。在同事的聚餐中，她永远是缺席的那个。因为她需要把钱寄回老家，去兑现当年对父亲的承诺。

"这么多年，你一直在'供养'这个家，去报答童年时父亲给你的那一丁点儿温暖。你觉得自己只有付出才是有价值的，才有存在感。当付出和得到失衡时，你会感觉委屈、愤怒。不被人理解，让你感到很孤独。现在，我看见了你。你可以只是你自己，不再受他人的道德绑架。你可以尽情地哭，把憋住的想法都说出来，还可以去享受生命中自己所拥有的一切，因为你是值得的。"

疗愈师的话打开了案主心中的一个结，她终于肆无忌惮地放声痛哭起来。她腰骶部还排出了大量寒湿。

"你曾经在爸爸生命的危难时刻挽救了他，还用你的努力和善意，给他们带来了物质和希望。你的存在是有意义的，你的生命是有价值的。你值得拥有幸福，只要你愿意活出自己。"

疗愈师的话给案主带来了极大的鼓励。她原本僵化的身体组织正一点点柔软下来，心情也随之变得越来越愉悦。

案例分析

袁淼的到来，让疗愈师看到了一个"扶哥魔"的存在。一直以来，她都在无条件地为家人付出，即使被父母、哥哥"吸血式"榨取，她在意识层面始终是无怨无悔的。

在职场上，她总是那个缩在人后、不愿意表现自己的"小透明"。这其实是她童年与哥哥关系的复制：只要有哥哥在，自己就是那个不被重视的人。

她似乎已经习惯了这种在关系中不被看见的模式，不断自我催眠"我不配得到"的信念，强化不断用付出来博取关注的行为。

在付出与得到失衡的现实环境中，她的内心夹杂了委屈、愤怒、悲伤、难受等情绪。同时，内心失去存在价值的恐惧时刻影响着她。

在身心健康评估中，疗愈师发现她的肩颈和腰骶部是板结的。骶骨的经络是太阳经，代表肾之阳。肾阳虚的人由于肾阳亏虚、机体温煦功能不足，身体容易被寒邪侵犯。寒主凝聚，寒邪长时间停滞在腰部和臀部，易使气血运行不畅，机体因失去濡养而僵硬板结。腰部板结也会影响肩颈、头部的上行供血，这可能是造成案主肩颈部僵硬板结的原因。

腰椎连接着马尾神经，它与生理神经相连，影响着人体的内分泌系统。因而，腰椎板结容易对女性的生殖系统产生影响。

通过身心沟通，疗愈师得知案主生长在一个重男轻女的家庭。

由此判断，案主的寒邪主要与内在的恐惧有关。通过手法的疏通和语言引导，疗愈师帮助案主疏通了身体的淤堵，增强了肾阳，排出寒湿，释放了压抑的情绪。

在这个过程中，疗愈师也引导案主去看见内在的低价值感其实源于她对关系的渴望。一个人想要活出自信，就需要打破固有的信念枷锁，改变过去对事物的看法，放下低价值感的信念。

英国诗人丁尼生说过：唯有自爱，自识自制，指引人生，才能导出神圣的力量。或许，那些不曾被父母重视的女孩曾是折翼的天使，但在获得疗愈和成长后，她们依然可以重新长出翅膀，自由翱翔在未来的天空。

婆婆的苛待，让我活成了"受气媳妇"

生香

自古以来，"婆媳矛盾"是横亘在大多数家庭中一个难以解开的结。对男人来说，生养自己的妈妈和携手过日子的老婆都是自己生命中最重要的人，帮谁都不合适。"夹心饼干"的日子过多了，一些男人索性彻底"隐身"，让婆媳两人自己去过招。

面对这种对立、冲突的关系，很多人不由得开始幻想，如果婆媳之间"亲如母女"，这种针尖对麦芒的状态是不是就能被化解？残酷的现实是，婆媳处成母女，从来就是一种奢望。

也许在婆婆的潜意识中，媳妇就是来抢自己的儿子的，隐隐的敌意早已埋在心里，这成了她看待媳妇的滤镜。对媳妇来说，把婆婆当妈，意味着自己可以肆意撒娇、胡闹、发脾气，不用担心不好的情绪会毁坏两人的关系。

在肖然老师的五行家庭系统动力分析理论中，家庭中每个人都有自己的身份定位。混淆了关系，就意味着我们站错了位置。这往往是矛盾滋生的导火索。

错把婆婆当作亲妈，可能是因为内心有一份不适当的期待——渴望婆婆待自己就像亲生女儿一样。这种理想化的投射和期待，可能源自得不到母亲的爱。

基本情况

沈淑珍（化名）在找到疗愈师前，已经有两个月没有好好睡觉了。她看上去倦容满面。一种不明缘由的疼痛日日折磨着她。一到晚上，她的两个眼睛就瞪得跟铜铃一样大，脑子里各种思绪乱飞。

疼痛逐渐吞噬了她活下去的希望，她在煎熬中不断思考着死亡。月光下墙上的那一抹影子像极了镰刀，她觉得这一刻死神近在咫尺。理智的堤坝即将溃散时，她想过就此了结。床边突然响起婴儿的啼哭，她被拉回了现实。

是的，她不是一个人，她有家、有孩子，她不想让孩子刚出生就面对失去母亲的残酷事实。为了"自救"，她找到疗愈师做身心调理。

疗愈师给她做完背部评估后发现，她的整个后背都非常僵硬。这可能与长期紧张情绪造成的气血流通不畅有关。缺乏营养濡养的后背就像缺少雨水滋养的大地，变得干涸而僵硬。疗愈师推测，后背僵硬可能是造成她背疼的主要原因。

她还有上热下寒的体质，心火下不去，肾水上不去，水火不能既济，故心神不能安宁，夜晚容易失眠。上寒下热常常与身体淤堵有关，影响气血循环功能。

从案主的身体情况来看，她的臀部下方有些空，这可能与肾气亏损有关。肾水不足则肝火旺，情绪上容易出现脾气暴躁。肝的气机运行不畅，会影响其他脏腑的功能。

通过手法调理，疗愈师为案主疏通了淤堵的中焦，让气血上行，濡养五脏六腑和整个背部。心理层面，疗愈师引领案主看见自己内在的紧张，觉察情绪产生的原因。

她不断控诉婆婆的挑拨与恶意，觉得所有的情绪皆由短兵相接的婆媳矛盾而来。随着调理不断推进，她最终发现，婆婆对自己的伤害，其实源于自己对婆婆的过高期待。她把婆婆想象成了理想化的母亲，一个可以给她接纳、包容、滋养的怀抱的人。真相大白后，她放下了那份不适当的期待，情绪也随之消散。

在现实生活中，她不再把自己带入"受害者"的角色，尊重婆婆，但与她保持一定距离，这让两人的关系慢慢得到了缓解。

身体和情绪得到放松以后，案主的背疼和失眠慢慢消失了。她不再消极厌世，对关系、对生活都有了新的看法。她说，这样的转变就像一次"重生"。

调理过程

第一阶段

为了帮助案主尽快缓解身体上的疼痛及失眠，疗愈师用手法按揉案主的骶骨、八髎、腹股沟等生理区，增强身体的肾功能。

中医讲肾主一身阴阳。肾阳旺盛，五脏六腑的阳气就充足，可充分发挥脏腑功能；肾阴充足，五脏六腑的津液等物质就充足。脏腑功能增强，身体就会慢慢开启自愈，气血上行冲刷五脏六腑和背部，让淤堵的地方疏散，干涸的肌肉组织得到濡养。

身体上的疼痛也在"诉说"心里无法表达的疼痛，这些话，她无处可说，只能闷在心里。情志抒发不畅，会影响气机运转。当负面情绪累积得越来越多，体内的通路就会越发不畅。器官、脏腑在长期失养的状态下，发出疼痛的"警报"。

在沟通中，案主一直抱怨婆婆对自己非常苛刻，老公又常常不作为。婆媳间的摩擦印证了她口中婆婆的"恶意"。她越说越生气，胸腔那口气怎么也无法顺下去。

"那你有跟婆婆表达过她的说法或做法让你感觉到不舒服吗？"疗愈师问道。

"没有，我不敢说。我觉得说了是不孝。"案主委屈地哭诉。

在疗愈师看来，她把自己带入了一个受害却不能反抗的角色中，以此来逃避关系的破裂。

"如果你表达了自己的真实想法，你和婆婆会怎么样？"疗愈师问道。

"我觉得我们的关系会更僵，我婆婆会对我更差！"她愤愤地说道。

"嗯，你已经控诉了很多婆婆对你的不好。如果关系进一步恶化，你觉得她还能做出什么伤害你的事情？"疗愈师问道。

案主想了想，说："可能也不能再做什么了，只会情感更疏远吧。"

"所以说，你真正害怕的，其实是和婆婆之间的情感联结变弱。这说明，你对她其实一直是有期待的。你能告诉我，在你的内心深处，你希望婆婆怎么对你？"

案主在漫长的沉思后，说："我一直希望，她能像对女儿那样对我，虽然那是奢望。"

"在你的内心深处，其实希望和婆婆的关系亲如母女。那你和妈妈之间是怎么相处的呢？"在案主说出内心的期待后，疗愈师试着与她聊原生家庭。

说起妈妈，案主泪如雨下。在她的记忆里，母亲在她很小的时候，就和一个男人私奔了。她抛弃了这个家，也抛弃了自己。后来母亲回来了，但那时她对母爱的渴望早已被冰冷的现实磨灭。两人之间的关系隔着一层厚厚的膜，而她从来只是母亲眼中的"背景板"。

"你从来没有得到过母爱，所以你期待婆婆能给你母爱。有了理想化的幻想，我们就很容易产生破灭感。或许，我们感觉被伤害了，只是因为自己对他人的期待太高。"

疗愈师的话让案主慢慢看见自己内心对婆婆的投射和移情。在隐秘的渴望被看见后，她开始学着放下对感情的执着和期待。

第二阶段

在背部评估阶段，疗愈师发现案主的后背像钢板一样硬，推测这可能是引发她失眠和长期背疼的主要身体原因。

从身心全息文化的角度来说，后背僵硬往往与内心处于紧张状态有关。因此在这个阶段，疗愈师试着从案主与妈妈的关系入手，探索她内在的紧张。

疗愈师把手放在她的八髎，为她放松，同时给她陪伴。

"你恨妈妈吗？"疗愈师从案主对妈妈的情感切入。

"小时候确实恨过，后来就麻木了。反正她从来没有尽过一个妈妈的责任。"看似无所谓的话，更像是案主在爱而不得后的深度隔离。

"嗯，我觉得你对妈妈的情感已经很淡薄了，因为她让你失望了。这个不负责任的妈妈，让你成了一个没有妈妈爱的孩子。"疗愈师的话像一把刀，直直插入了案主的心，击碎了伪装和防御，她大声痛哭起来。

"这个孩子一直在找妈妈，找她心中勾勒的那个完美的妈妈原型。可那毕竟是幻影。没有人会给她一个完美妈妈的接纳和拥抱。今天，我们放下这份对爱的执着，给自己一个拥抱，告诉自己，我是可爱的，我是值得被爱的。"案主重复疗愈师的话，这让她的情绪得到了平复。

"这个世界上还有很多爱你的人。平和的心境会更容易让我们看见爱、发现爱。现在，想象自己置身于大自然中，你的双脚踩在松软的泥土上，花草的芬芳扑鼻而来，耳边不时有清脆的鸟鸣。你的身心感觉惬意而畅快。那是天地万物对我们的包容和接纳。"在资源匮乏的情况下，疗愈师给她的生命引入了大自然这个资源，让她的生命在与万物的联结中，变得更加丰富和开阔。

通过一段时间的调理，案主的身体状态得到了很大改善，心结也一点点打开。她说自己的内心越来越平和。家人反馈她从原来的斤斤计较变得宽容大气。

在转变信念以后，她发现婆婆的一些作为，只是出于老年人的固执，并没有刻意针对谁。之前心性敏感的她认为婆婆所有的行为都有"恶意"的底色。

在看见自己对母亲真正的情感之后，她不再回避内心的声音，承认自己对母亲有恨，而这些恨的背后，其实是源于自己内心那份爱的缺失。

信念的瓦解、情绪的松绑，让她的精神看上去焕然一新，死灰般的气色渐渐有了光泽。

案例分析

沈淑珍的失眠和背疼的背后藏着太多的情绪问题。一旦压抑的情绪堵塞身体通道，气血难以顺畅运行，脏腑器官失去正常濡养，症状就会一一出现。

肖然老师说过，能伤害我们的人，一定是对我们非常重要的人。只要我们对一个人心怀期待，就会在内心构建一个理想客体形象。可现实终究不是童话，终其一生，我们都无法找到一个符合想象的"完美容器"，去安放内心的情绪。

为了让一切变得合理，我们有了各种扭曲的认知。这些认知让我们产生了各种情绪，也让我们在事件中扮演了各种角色。

身心沟通就是让情感流动起来。一旦情感流动起来，涌动在潜意识的防御和投射就会像浪潮般退去，留下一个真实的海滩。当我们在海滩上细细寻找时，会发现这里面藏着美丽的贝壳。

只要我们愿意向内探索自己，无论当下的自己多么疲惫，我们依然可以在得到疗愈后，洗去一路的尘土与疲惫，以崭新的面貌迎接接下来的人生。

第三部分

体型背后的性格密码

肥胖是在用脂肪为自己"挡风遮雨"

肖然

在这个标榜以瘦为美的时代,肥胖是一件令大多数人感到烦恼的事。

其实,健康的体态都散发着独特的美感。微胖会让人联想到一种有弹性的触感体验。现代人更多追求的不是病态的骨瘦如柴,而是一种有质感、有曲线的体型。

可是,过多脂肪堆积造成的浑身肥胖,不仅给人一种臃肿的体感,还会让身体每天遭受很大的压力。外界对肥胖人群的不友好,也让他们承受了很多充满恶意的嘲弄和贬低。

在大众的刻板印象中,胖人不仅行动缓慢,还顶着一颗愚钝的脑袋。来自外界的负面标签,一点点击垮了肥胖人群最后的自信。他们内心充满了委屈、不满甚至自责。但这些负面信念很难成为他们改变的动力。于是大多数人一边用更多的食物来给予自己慰藉,一边陷入自我放弃中。

过度肥胖的人在情绪上大多是孤独和压抑的。他们或许有情绪不敢表达，有想法不敢轻易诉说。他们害怕被嘲笑，更难以鼓起勇气暴露真实的自己。很多时候，他们就像一群被命运抛弃的人，唯有躲在厚厚的脂肪中，自我安慰和取暖。

如果我们能走进他们的内心世界，就会发现在那一层层脂肪下面，藏着的是过往人生中流着血、结了痂的巨大伤口。

或许，脂肪就像一层坚硬的"铠甲"，为他们阻挡现实生活中的刀枪剑雨。想要真正卸下多余的脂肪，其实我们要处理的是内在和自己的关系，以及和重要他人的关系。一旦内在固着的创伤被看见，情绪和关系的结被疏通和打开，我们就不再需要外在那层防御的脂肪了。

基本情况

金晓辉（化名）走在路上是个辨识度很高的人。虽然他年纪不大，却已是大腹便便的中年之态。肥胖的体态不仅直接影响了他的外在形象，而且为他生命的每一步增加了重压。夏日炎炎的时候，他感觉自己透不过气来，常常感觉疲惫。

在朋友的推荐下，他找到疗愈师。一开始他想解决的是肥胖问题，因为过多的脂肪堆积已经严重影响到他的正常生活。

疗愈师通过背部评估，发现案主属于七种体型中的和平忍吞型人。这类人的体型特征是肝脾区淤堵，内分泌和代谢紊乱，脾湿。脾的运化动力不足时，就很难把垃圾运化出身体，继而造成身体脂肪的堆积。

通过身心沟通，疗愈师用手法帮案主调通了带脉、生理区和肝经,并带领案主看见自己内在对关系冲突的回避和恐惧,引导他把压抑的情绪发泄出来。在看见亲密关系中的"坑"后,金晓辉逐渐转变了自己的信念,身体的激素分泌随着思想的转变而改变,代谢功能一点点恢复正常,情绪垃圾也开始燃烧。

之后,金晓辉又连续进行了一段时间的身心调理。他的体重在没有刻意节食的情况下,有了小幅度下降。他身上那种黏湿的感觉逐渐消失,体型轮廓逐渐清晰起来。体型的变化,往往是内在信念转变的外在显现。体型边界清晰也是内在心理边界清晰的表现。

调理过程

在个案开始时,疗愈师与案主聊起了近期的工作情况,并用手法按揉骶髂边缘,调整他的内分泌系统。

案主简单说起了一些工作近况,特别强调自己最近谈了一个非常合得来的女朋友。

"你觉得她怎么样?"听到案主主动提起自己的感情生活,疗愈师以一种漫不经心的态度与他攀谈起来。

"我觉得我们特别合适,互相理解和包容。"他还说了很多与女朋友相处的点滴,言语间满是甜蜜和幸福。

"看得出,她给你的生活带来了不一样的色彩。你能告诉我,她和你之前的女朋友相比,有什么不一样的地方吗?"疗愈师问道。

说到以前的恋情,案主明显迟疑了一下。过了一会儿,他用略带沙哑的嗓音说:"可能我们是一类人。在她面前,我可以毫无顾忌地表达自己，她也一样。"

"我知道，让你在一个人面前真实地表达自己，是一件非常难的事。你害怕关系中的冲突。所以大多数时候，你都在压抑自己，隐忍情绪和想法，把这些垃圾硬生生憋到心里。现在的这个女朋友让你感到安全。你愿意向她敞开心扉。这种不需要刻意回避什么的关系让你感觉非常轻松，所以两人相处也格外愉悦。"

和平忍吞型的人有一大特点，那就是有关系焦虑。他们有非常自大的部分，在潜意识中会认为，一旦自己在关系中爆发冲突，就会毁灭对方。因此，这类人容易通过压抑情绪来回避冲突。长此以往，身体就会积攒越来越多的情绪垃圾。

"肖老师，你说得对。在她面前，我感觉自己特别安全。"谁能想到眼前这个五大三粗的汉子，竟然在关系中有如此胆怯的一面。

"那你以前的女朋友呢？她们没有带给你这种感觉吗？"肖然老师试着带领案主看见自己在亲密关系中的模式。

案主沉默了一会儿，可能是在回忆和思索过往的点滴。随后，他叹了口气说："我感觉在之前的所有感情中，我就像童话故事中的王子，总是在拯救灰姑娘。"

不知为何，他总是容易被那些生命充满磨难和坎坷的女子所吸引。当她们流泪时，他感觉自己的心也如被刀割一般。于是，他挺身而出，想要为她们撑起一个避风挡雨的港湾。

可恋爱也是有保质期的。热恋过后的爱情，就像烤过的柏油路，变得焦灼和黏腻起来。他开始退缩和逃避，这在无形中激起了对方内在的创伤情绪体验。原本那个哭得梨花带雨、我见犹怜的女人，突然变得歇斯底里和不可理喻。灼热的感情终于在烧到极点时，成为烙烫在彼此心口的一块伤疤。

"我看到了你内心的拯救欲。我们在恋爱中所追求的，往往是自己过往人生当中的缺失。你以为自己在拯救她们，其实你真正想拯救的是自己。当你无法看见真相时，就会重复相似的关系模式。"

关系就像莫比乌斯环。如果不去打破闭环，那么无论走多远，还是会回到原点。这就是嵌在他们潜意识当中的关系模式。

"你在重复着什么？是否可以改变？为什么在接近'解救'的那一刻，你选择了退缩？恋爱是两个灵魂的交融与碰撞，所以它的基础是信任。是不是你内心有不信任的地方，才让这一段段感情最终都走向瓦解？"

听完疗愈师的话，他的眼眶情不自禁地湿润了。他说："有。我会对眼前得到的幸福感到怀疑，我甚至会臆想她们还在对其他男人示好。"

"想到这些，你有什么感觉？"肖然老师开始切入案主的感受。

"我会有强烈的被欺骗的感觉，内心非常愤怒！"情绪终于从他的心底慢慢浮现。

"现在，去感受你身体里的愤怒，看看它想告诉你什么。"

在疗愈师的手法催眠下，案主回想起了一段童年经历。

他说自己有次弄丢了一个心爱的玩具，恳求母亲再给自己买一个。可无论自己怎么哭闹，母亲就是不愿意买，还说男子汉要为自己的行为负责，学会承担后果。

"现在，去感受那个弄丢玩具的孩子。如果他可以表达，你觉得他会说什么？"疗愈师引导案主去表达当时的情绪。

"他觉得自己非常委屈，他也不想弄丢玩具。妈妈为什么要这样对他？"他突然号啕大哭起来，多年的委屈、伤心、愤怒随之涌动而出。

这时，疗愈师把手放在他的左侧心区和骶部。"去走近那个孩子，看看他想跟妈妈说什么？"

"孩子在说，妈妈不要怪我，这不是我的错，我是不小心的！"那一刻，他的内在小孩占据了身体，委屈地哭诉着。

"是啊！妈妈一直太严苛了。她那么强势，所以你什么都不敢说。当你看到其他孩子拿着那个玩具时，你有什么感觉？"肖老师又一次问道。

"我感觉非常无力。"他的声音就像遥远山谷中的回音，空荡而寂寞。

"是的，你什么都不能做，因为你害怕冲突。你不敢跟妈妈争取，所以你一直在忍让和放弃。人生的幸福都是我们自己争取来的。一味忍让只会让你失去更多。现在，我陪着你去看看那个孩子。其实那个孩子就是你自己。你可以走近他，告诉他这么多年，我知道你压抑了很多委屈。"

一阵漫长的沉默之后，疗愈师继续说："这么多年来，你一直在用身上的脂肪为自己挡风遮雨。那里储藏着你多年来不敢向外表达的无力和悲伤。你是否允许自己像个孩子一样，尽情地哭？这是一个可以改变自己人生的旅程。如果我们让眼泪流出，就可以疗愈身心。"

他的身体在微微颤抖，仿佛在努力克制巨大而汹涌的悲伤。

"晓辉，我知道这么多年，你已经习惯了情感隔离。每次受伤时，你都默默地把情绪打包，用一种无所谓的态度应对外在的一切。我能听懂你的眼泪。今天，你可以放下戒备，不再让眼泪倒流。真实地表达可以让你变得更有力量。"

他沉默了，似乎在思索，又好像进入了睡眠。许久之后，他说："我突然有了觉察。其实这么多年，我一直在用另外一种方式，向妈妈表达内心的反抗。我擅长的都是她所不擅长的，这样她就无法控制我了。她想让我走的路，我不选，而是选了另外一条路去走。"

"嗯，这份觉察是改变的开始。现在和自己待一会儿，去感受那个努力挣脱的自己。"他轻轻点了点头。

疗愈师说："每一次进入一段亲密关系，你总是不由自主地把自己带入一个被控制的角色中。为了让关系中留出缝隙，潜意识防御会让你做出很多伤害对方的行为。只要心是自由的，你就是自由的。亲密关系并不能把你吞并和融合。这么多年来，你虽然一直在压抑情绪，但它们还是会以另一种方式，得到发泄和表达。在你读懂自己的那一刻，你和母亲、女朋友的关系才会真正发生改变。做回真实的自己，你的关系就会是自由的。"

案例分析

金晓辉找疗愈师是为了解决过度肥胖引发的疲劳问题。

疗愈师看到他肝脾区淤堵严重，腰部赘肉明显，臀部丰满，判断他属于和平忍吞型人。

这类人往往想事多，行动力差。多思伤脾，所以脾的运化动力较差。在行为模式上，他们还有严重的关系焦虑。在出现人际关系方面的冲突时，他们容易忍让和压抑。长期的情绪压抑和忍吞，影响了肝气的疏泄，继而导致内分泌失调，身体因此堆积越来越多的脂肪。

在手法调理上，疗愈师重点帮他调通带脉和生理区，达到供血疏肝的效果。一旦肝的功能得到恢复，过多的脂肪就会被代谢。

容易有关系焦虑，性格多忍让，这往往与原生家庭的结构有关。在他们的家庭关系中，母亲是比较强势的一方，父亲往往缺乏话语权。孩子在被过度掌控时，也在不断让渡自我边界。腰腹部的赘肉就是他们内心缺乏心理边界的身体表达。与母亲的关系让他们习得了隐忍和压抑，所以遇到关系问题总是选择逃避和退让。

金晓辉在恋爱关系中重复着一种模式。他总是容易被一些家庭问题严重的女孩子吸引，因为在她们身上，他仿佛看到了一个需要"被拯救"的自己。一旦关系确定，感情走向更深处时，对方内在的创伤会在关系中暴露。一并被勾起的是他内心被掌控的"恐惧"。于是他选择回避冲突，重复同一种恋爱模式。

觉察自己的内在动机和深层渴望，学会表达情绪，让自己以更纯粹和真实的自我去选择和进入恋爱关系，命运才会发生改变。

我一直在为父母的希望活着

生泽

从症状表现来看，高血压没有特别明显的临床表现。通常只有在测量血压，或者出现心脑血管、肾脏等严重并发症时，我们才会意识到它的存在。因此，高血压也有"沉默杀手"的称号。

身心全息文化认为，高血压是一种症状，是身体通过提高血压，代偿性地为缺血、缺氧组织供血的现象。身体的器官、组织之所以出现缺乏营养的情况，很可能是血管内有太多垃圾，阻碍了血液的正常运行。久而久之，那些没有得到濡养的组织、器官会出现缺氧、缺血的情况。为了给这些组织、器官供血，身体会代偿性地调整血压，如调整肾上腺素、改变全身激素水平等。从这个角度来看，高血压更像是身体的"自救"行为。

在肖然老师的七种体型理论中，有一类人被称为成就型。他们往往脾气比较急，在日常生活中容易指责别人和发火。成就型的人常常身形挺拔，肩颈部高起。这类人往往容易得高血压。

中医讲"怒则气上"。常常处于郁怒、暴怒中，会使肝气上逆或肝阳上亢。肝气上逆，则血随气上涌。

对于成就型的人来说，肩颈部出现"大包"就是因为长时间的气血淤阻，导致神经、血管、筋膜、肌肉组织等聚结。这个包块也严重妨碍了颈椎附近的供血和自我修复功能，继而引发了高血压等症状。

基本情况

陶民辉（化名）是个五十多岁的民营企业老板。他看上去器宇轩昂，一头油亮的头发梳成背头，看上去干练又精神。他找疗愈师是为了缓解因工作忙碌而引发的头疼、头晕问题。

陶民辉说，他有十余年的高血压史。创业十几年让他感到心力交瘁。他总是招不到合适的人，留下来的老员工也是"蠢"得要死。他只能亲力亲为。最近公司接手了一个大的项目，他只能夜以继日地工作。工作结束之后，他感觉整个肩颈钻心地疼，白天还常出现头疼、头晕的现象。

好不容易回家一趟，妻子和女儿也不怎么理他。妻子还指责他，说女儿要中考了，他还不知道回家多关心下孩子。当时他顾不上解释，痛斥妻子一点儿不知道养家男人的辛苦。大概是气过头了，他感觉整个人天旋地转。

疗愈师给陶民辉做了背部评估后发现，他肩膀高耸，大椎连带着整个肩胛部分凸起来，这很可能是他长期易怒、暴躁引发气血逆行上涌、聚集造成的。后背肝区相对整个后背也是隆起的，说明他可能压抑了一部分情绪。臀部干瘪，可能是因为身体处于肾阴虚弱，阴液不能上荣于面的状态。这也是他头晕、头痛和脾气急躁的重要影响因素。

经过三个阶段的身心调理，疗愈师不仅帮案主增强了内在循环，而且让他看到了自己这么多年来对他人的愤怒其实源于内心不允许自己失败。这些隐匿的信念影响了他的行为和情绪，让他始终不肯放过自己。情绪的内耗和劳碌一点点吞噬了他的健康。

结束调理后，陶民辉的头疼、头晕基本消失。在停止服药的情况下，血压也降到正常水平。他觉得自己没那么容易生气了，看人更容易看到优点。这样的转变，让他觉得整个世界都因此而变得光明了。

调理过程

第一阶段

考虑到男性一般偏理性，不像女性那么感性，谈及心理可能会抗拒，因此疗愈师先以调整案主身体的感受为主，并在这个过程中，逐渐建立一种信任的关系。

疗愈师重点帮案主放松僵硬、紧张的肩颈，同时调理生理区和臀部，恢复肩颈及头部的供血，改善他头晕、头疼的症状。

在有了一定信任后，疗愈师与案主聊起了他的性格。

"你是个风风火火、雷厉风行的人。"

"是啊！如果我不提高效率，公司就会垮！你可不知道我下面那群人有多笨！说起这些，他整个人一副怒气冲冲的样子。

"能看得出，你对别人要求都很高，可他们总是不能达到你的要求。"疗愈师与案主共情。

"是啊，我天天忙前忙后的，这不是身体累出问题了嘛！"案主不由得深深叹了一口气。

"你有没有想过，总是觉得他人笨，这是为什么？"疗愈师问道。

"就是别人跟不上我的节奏呗！"案主不屑地回答。

"会不会是你的节奏太快，别人很难跟上呢？"疗愈师的话让案主陷入沉默。

过了一会儿，他突然有点儿哽咽地说："或许是吧，可是我不快，怎么达成目标呢？"

"是啊，你觉得人生就是一个个目标的达成。只有达到目标时，你才觉得自己是有成就的。你始终是一个人孤军奋战，很少有人给你理解、安慰和陪伴。"突然，案主大哭起来，仿佛山谷的回音终于得到了共鸣。

在这个阶段，疗愈师带领案主觉察行为背后的情绪。这让他渐渐对自己有了更深的了解。情绪的流动、释放，伴随身体的疏通，让案主感觉越来越放松。

第二阶段

经过上一阶段的调理，案主的头疼、头晕反应明显减少，血压也有所降低。他表示最近气顺畅了不少，脾气没之前那么暴躁了。在取得初步成果后，疗愈师与案主聊起了他的童年。

"你人生的目标感很强，所以你对自己和他人都有很高的要求。一旦无法达到目标，你就会特别生气。这种严厉让你想到了谁？"疗愈师问道。

案主思索片刻后，坦言想到了严厉的父母。

"是的，你的爸爸妈妈对你一直很严格，所以你特别优秀。这种优秀也在无形中成了一种禁锢，让你不再允许自己失败。你变得很急躁，因为你需要不断去完成一个个目标。一旦达不到理想结果，你就会指责别人。其实你也在心里指责自己。"疗愈师的话说到了案主的心坎里。他不再压抑情绪，大哭起来。

"我知道这么多年来，你心中始终住着一个孩子。他想要通过不断证明自己，来获得父母的爱。想象面前就站着这个孩子，你想对他说什么？"

等案主的情绪稍稍平复后，他说："你很累，你一直在追求世俗意义上的成功，因为这是爸爸妈妈想看到的。"

"是的，歇歇吧，你太累了。路还很长，等等你的灵魂。"

在这个阶段的调理过程中，案主表示身体偶有不适感，血压也时有起伏。疗愈师告诉案主，血压是变动的，不用太过在意波动。身心调理的过程是一个打破身体病态平衡的过程。多关注身体的感受和情绪，倾听内在的声音，这才是值得的。

第三阶段

在这个阶段，案主的血压稳定，已经趋于正常水平。

在身心沟通的过程中，案主表示，自从觉察到自己的信念模式后，他开始放宽心，也把生活的节奏放慢了。这让他看到了老员工对企业的忠诚。渐渐地，原来他眼中的笨人都变成了可爱的人。心境的平和让他变得自在起来。

疗愈师在这个阶段继续帮案主调理生理区，增强身体的根部力量，让他的身体状态变得越来越稳定。

案例分析

一直以来，陶民辉都没有意识到，高标准、严要求让他活得特别累。

身体实在受不了时，就会以症状的形式"呼救"。在血压指标偏高的时候，他并没有当回事，以为只是上了年纪，身体变差了而已。随着头晕、头痛、肩颈疼痛、疲劳等连锁反应出现，他才意识到，自己需要关注下身体了。

陶民辉有成就型的特质，虽然外表光鲜亮丽，脾气性格却很暴躁，习惯用指责的行为应对问题。他的内心积压了很多委屈，因为他觉得这个世界没有人能理解他。

通过背部评估，我发现他肩颈隆起、肝区隆起、臀部干瘪，这可能表面他时常被愤怒的情绪笼罩，内心有压抑的情绪。情绪的内耗损耗了身体的根部力量。

疗愈师运用分筋剥离法，着重为案主调理肝肾两经，疏通肩颈及后背僵硬的组织，让气血上行至头部，同时松开腰骶部位提升肾阳，再通过调生理区，提升身体的整体循环。

在心理层面，疗愈师带领案主看见他对成功的渴求其实是在满足父母的希望。如果一个人没有真正为自己而活，那么他的人生可能是愤怒、悲伤而无力的。

上述三个片段只是治疗转折点的记录。在治疗中，案主会出现退行和防御，疗愈师始终以接纳、不批判的态度面对他，带领他通过感受身体，听见内在的声音。

肖然老师说过，症状的背后一定藏着一个真相。高血压是身体失衡的症状，似乎在提醒我们身体血管不通畅了。这时候，我们要去审视自己的生活习惯、行为模式，去看看究竟是什么在影响我们的健康。

我们该如何维持血压稳定呢？在生活习惯上，我们要有良好的作息，饮食上要低钠、低脂、低糖，少烟酒，多食粗粮、富含钾的蔬菜、水果。另外，要控制体重，并养成定期测量血压的习惯。在心理上，我们要学会觉察自己的内在，不要把外界对自我的过高要求内化成自我信条。学会全然地接纳自己，让心境始终保持平和。

生命的新生是从僵硬恢复柔软的过程

生悟

奥地利心理学家阿德勒说过,幸福的人用童年治愈一生,不幸的人用一生治愈童年。

孩子往往是在重要客体对自己的态度中确认自我存在的价值的。那些不被看见、重视的经历往往会成为创伤,影响我们未来的人生。爱的匮乏让我们不断构筑心理防御。一些人因此以一种自我保护的方式存在于这个世界。

信念影响观点,观点决定我们的性格、行为模式及情绪。

如果一个人长时间情绪过载,情绪就会以物质的形式存在于身体当中,最终阻碍内在通道的顺畅运行;内在脏腑就会因为缺少气血濡养,慢慢失去应有的活力。渐渐地,身体会出现各种不明原因的症状。

肖然老师说过,要看到症状的根本。它需要得到理解。生命也是这样。当一个人真实的灵魂被看见、温柔对待和抚慰后,伤口就会愈合,生命活力也将重新迸发。

基本情况

张仪芬（化名）几年前得过两次脑梗后，肩胛带肌肉和小腿肌肉开始出现萎缩。这让她的手脚关节出现了严重的扭曲和变形。不仅手拿不住东西，走路也一瘸一拐的。

她的肌肉萎缩属于进行性脊髓性肌萎缩，部分与染色体中遗传的运动神经元受损有关（她的母亲也有类似的症状，晚年被折磨得很痛苦），部分与她焦虑且对自己有非常高的目标、身体肾气严重耗损有关。之前的两次脑血栓手术加重了她肩胛带肌肉、两手鱼际肌和小腿肌肉的萎缩。

张仪芬怎么也没想到，一生体面风光的她，晚年竟然因为身体的原因活得如此狼狈。她内心极其渴望恢复健康，让自己的晚年能活得舒适、有尊严。

她抱着死马当活马医的心态找到了疗愈师。疗愈师对她进行了四个阶段的悉心调理。在身心沟通中，案主聊起了她对母亲的恨。因为母亲过早离开自己的生活，她整个童年都活在一种不安全状态中，并产生了"我要靠自己变得更强、更好"的信念。

对身体感受的过度屏蔽，让她不断忽视内在发出的"求救"信号。直到身体部分器官以"罢工"的形式示威，她才不得不与内在的真实声音做了一次对话。

通过身体元气的培补、情绪的引导和宣泄，案主由刚开始气色灰黄、暗沉，渐渐变得有气色。她还反馈说，自己高出的左肩已经恢复到与右肩齐平。虽然走起路时仍然有些不平衡，但感觉轻松了很多。她说话变得中气十足，整个人看上去神采奕奕。

调理过程

第一阶段

案主刚来的时候，肩颈及腿部的韧带像骨头一样坚硬。疗愈师在这个阶段调理的重点是生理区域。通过培补元气，增强对神经元的供养。

元气是人体生命活动的原动力，也是推动脏腑组织机能的动力。元气不足，人体五脏六腑的健康度、身体的活力、抵抗力、新陈代谢和免疫力就会降低，会导致痰浊、瘀血、水饮等病理产物的产生，继而引发心脑血管系统功能的紊乱。气为血帅，血为气母，气行血行，气虚血瘀。气血亏耗不足，鼓动心脏搏动和血液流动的动力不足，就会形成瘀血，从而引发心脑血管问题。

通过身体层面的疏通，案主身体的元气得到了补充。这让她的内在循环开始加速。紧绷的韧带和组织经过调理后，身体逐步变得柔软。她还出现了上吐下泻等身体反应。

第二阶段

在这个阶段，案主开始出现关节及四肢疼痛，上吐下泻的反应也没有停止。她表示，每次调理完之后，身体会感觉轻松一点儿。回去睡一觉后，身体淤堵的地方会紧绷、疼痛。

疗愈师在了解完情况后表示，案主的身体可能正处于气血冲击病灶期，所以症状严重的地方会出现一些反复。

疗愈师在这个阶段重点调理肝肾。肝藏血，肾藏精，精血相互滋生。中医说"脑为髓海"，大脑由脑髓构成，而脑髓又是靠肾精生成和滋养的。因此，肝肾的调理有助于进一步增强肾精，充养脑髓，滋养神经元细胞。

在调理后期，案主的气血渐渐充盈起来，容易困倦，有嗜睡的倾向。这是身体通过休息自我调整的过程。

第三阶段

案主在这个阶段做好了释放情绪的准备。疗愈师用手法催眠，与她进行了一场身心沟通。

当被问到看见什么时，案主说自己看到了妈妈，但妈妈离自己很远，那个小小的自己想靠近，却怎么都走不近。这时，案主有了明显的情绪反应，她开始抽泣。疗愈师用引导的方式，让案主在内心与妈妈做了联结，并要求她说说自己的心里话。案主表示恨妈妈，恨她在童年抛弃自己和这个家。

"是的，妈妈的离开给你带来了很大伤害。你愿意去看看那个无助的自己吗？疗愈师的这句引导，让案主的注意力重新回到自己身上。在这个过程中，她慢慢意识到，一味争强好胜的自己让身体受累了。

案主又一次哭了，哭得撕心裂肺。她对满身疲惫的躯体感到非常愧疚。这让她有了放下恨妈妈的心。嗔恨只会让身体走向进一步毁灭。

疗愈师对案主说："你操劳了半辈子，身体负重前行。现在，你的孩子已经长大成人，你该好好珍惜自己了。"案主在泪眼婆娑中点了点头。

经过这个阶段的调理，她的身体变得越来越柔软，僵硬的韧带恢复了弹性。

第四阶段

疗愈师继续加强培元，增强气血濡养神经。

在这个阶段，案主的疼痛点一直在发生改变。这是身体系统在自我调整时出现的现象。案主依然有嗜睡表现，但她从之前的全身无力，变为精力越来越充沛。她的性格明显开朗起来，和周围人有了更多互动。

案例分析

张仪芬得过两次脑梗后，肩胛带肌肉和小腿肌肉开始慢慢萎缩，对生活产生了很大的影响。经过背部评估后，疗愈师发现案主脊椎呈弓形，肩膀内扣，脊椎两侧韧带组织像琴弦一样紧张，属于七种体型中的思虑型。这样的人特别容易焦虑和紧张。

这些情绪贯穿整个调理过程。虽然身体在一点点转好，但是她仍然对身体恢复程度不满意。她希望尽快达到自己的目标：身体各方面都变得很灵活。

从张仪芬的叙述中，疗愈师得知了她坎坷的身世。在她的童年，母亲因为厌倦了贫穷的生活，抛弃了她和爸爸。这让她的童年笼罩在不安全的氛围当中。婚后，她与丈夫育有一子。可没多久，丈夫就暴露出酗酒、家暴的劣根性，她果断选择离婚，独自抚养儿子。

这种坚韧、顽强的性格也让她对自己十分严苛。她不允许自己失败，不允许自己不行，因为过往的生命经验告诉她，但凡踏错一步，人生就可能步入深渊。身体成了她不断达成目标的工具。长期对身体的奴役，缺乏对它的滋养和关怀，导致张仪芬的肝肾两经的退化。

中医认为神经受损，症结在于肝肾阴亏。气血两虚，气不行，血不畅，神经不受濡养。肝主筋藏血，所有神经纤维附在筋膜上；肾主骨藏精生髓，脑为髓之海。肾伤神经元，肝伤神经纤维，肝气升不上来，细胞就得不到营养。

疗愈师调理的重点在固本培元，调肝肾两经，培植肾的精气，增强气血流动。如果把身体比作一棵大树，身心调理的过程就像在为大树改良土壤，给根系一个良好的生长环境。只有根部汲取足够的营养并往上输布，树才能更健壮地成长。只有身体气血充盈、经络通畅，人才会变得有活力、情绪良好。愉悦的心情会刺激身体分泌内啡肽，增强身体的免疫功能。

我是一名囚徒，活在恐惧的牢笼里

生香

从诞生的那一刻起，我们就紧紧依恋母亲。母亲给我们带来最基本的生存满足，也让我们有了归属感和安全感。从这个角度来看，母亲是孩子一生中最重要的影响者，是我们最爱、最信任、最依赖的人。如果我们把母亲比喻成土壤，那孩子就是扎根在土壤中，通过不断吸收养分实现茁壮成长的植物。

然而土壤的状态各有不同，有的干旱、板结，有的湿润、肥沃，与土地所在的环境存在互相联系、互相依存的状态。这就像我们与原生家庭，甚至整个家族系统的关系。

人不是孤立存在的。通过父精母卵的结合，我们来到这个世界。每个人不仅传承了两个家族的血脉，也保存了祖辈过往的行为模式、情绪甚至创伤。我们把这些难以觉察的家族烙印称为代际创伤。

很多时候，那些无意识的恐惧、焦虑、抑郁等，可能不仅仅来源于我们自己的人生经历。这些情绪可能来源于我们最亲近的养育者。在与他们互动的过程中，我们慢慢沿袭了隐藏在他们身上的行为，承载了那些不属于自己的情绪。我们追寻历史的车辙，重复过往的命运。这就是发生在个体与家族间的强迫性重复。

要想摆脱家族创伤对我们的影响，暂停负向传递，我们就需要对自己保持更多的觉察。

身体是一个充满智慧的信息体。那些压抑的情绪可能会以症状的形式，出现在我们的生命当中。所以，跟着身体一点点去探索内在，我们或许会遇见更真实的自己。

基本情况

冯茵（化名）看上去衣着得体，举手投足间透露出优雅的气质。然而她的眼眸看上去像冰一样淡漠，脸部线条分明，甚至有点儿尖锐。这种冷淡让站着的冯茵看上去像一座没有温度的雕塑。她并不是完全不在乎外界。她的眼神总是游走在各个空间，仿佛在仔细侦察每一个角落。

一直以来，她都被自己的恐惧情绪困扰。她觉得生活处处埋藏着危险。比如，她几乎从来不坐飞机，怕自己的航班会坠机；她特别怕黑夜，总是觉得会有不明的东西伏击自己。她感到心累，又无法控制这些不知从何而来的念头。除了对生活的种种担忧，她还非常忧虑自己的健康。只要身体有一丁点儿疼痛，她就会冲到医院做检查，报告通常显示一切正常。这样的结果显然不符合冯茵的预期。她跑不同的医院做检查，结果还是一样。

在听完她的叙述后，疗愈师结合案主的背部评估，认为她很可能是七种体型中的安全型。在三个阶段的调理中，疗愈师陪案主走进自己的内心世界，触摸那个因恐惧而四处奔逃的内在小孩。

当恐惧的滤镜在爱的光芒下被打碎，案主终于看清情绪背后是自己的母亲。她总是用行为和情绪不断催眠幼小的自己，这让她逐渐失去了生命的力量，活得疑神疑鬼。母亲的这种行为恰恰来自外婆的传承。

一旦真相浮出水面，那些涌动在潜意识中的家族情绪和信念就不再是阻碍自我生命进程的镣铐。

"我敢于背叛家族这种负向的传递，敢于忠诚于自己，活出属于自己的模样。"在获得疗愈后，冯茵觉得这是她做过的最有价值、意义的事情。

调理过程

第一阶段

在刚开始调理的时候，案主始终沉浸在自己的泪水中。她一边哭泣，一边怀疑一切。疗愈师没有做过多的言语解释，而是把手放在她背部的心区和肝区，让手心的温度一点点渗入身体，让案主感到被理解和被允许。她贴附案主的每一寸情绪，感受每一次呼吸背后的孤独，抚慰哭声背后的哀伤。

"我来看看你，和你一起在那个没有人的世界里待一会儿。你现在不是一个人，我就在你身边，我陪着你。"疗愈师的声音和那双充满温暖的手，让案主起伏不定的心渐渐有了依靠的港湾。她紧绷的身体渐渐有了一点儿放松。见她慢慢卸下内心的防备，疗愈师开始用手法帮案主揉臀部、骶骨、八髎，为她补肾阳，安心神。

历时一个月后，案主渐渐有了想要做些事情的动力。又历时两个月，她的自主性被激发了，在家练起了瑜伽。

第二阶段

在这个阶段，疗愈师着重用手法帮案主疏泄肝区和脾区，引导她表达自己内心压抑的愤怒。在这个过程中，案主吐露自己的母亲是个时刻充满危机感的人。她总是教育案主不要干这个，不要干那个，好像这个世界处处充满了危险。她的父亲在家里就如隐形人般，完全没有力量干预母亲对她造成的影响。小小的孩子就这样听信了母亲的话，也沿袭了母亲的处事态度。

这时，疗愈师引导案主看见这份情绪是属于母亲的。她可以与母亲做课题分离，把那份不属于自己的恐惧、焦虑还给妈妈。

"妈妈，我把你的恐惧、焦虑还给你。"随着案主的一声大喊，潜意识的情绪被清晰照见，恐惧一点点化为尘埃，消散在空气中。

在整个调理的过程中，她的思维方式也在不断发生转变。从之前总是看到事物的负面，慢慢转变为看向事物的正面。在与母亲完成情绪分离之后，她的脸上开始露出笑容，就像阴雨连绵的雨季终于过去，阳光从阴霾里透出来，洒满大地。

第三阶段

在她慢慢触摸到真实的自己后，内心生出想要向内深入探索自己的需求。她试图看清自己的内在行为模式和深层渴望。这需要调动很大的身心力量。因此，疗愈师在这个阶段继续调理生理区，帮她巩固能量，培元补气，并用心陪伴她、支持她。

她逐渐看到自己不敢以真实的自我面对他人。她害怕被评价，害怕承担责任，害怕做错，害怕别人说她不好。这些恐惧让她寸步难行。

疗愈师看到案主干瘪的臀部，知道她内在缺乏面对外界狂风暴雨的生命力量。随后，疗愈师把手放在案主的腰区，没有任何评判和歧视，只是静静给予她陪伴和支持。这让案主感到不管她说什么、想什么，也不管她情绪多么糟，统统都没关系。这种被他人理解、接纳、支持的感觉让她的内在慢慢聚积了面对现实人际的信心。

"我愿意接纳真实的自己，不再用严格的标准打压和否定自己。"当内心积聚了足够的力量后，她用有力的语言与自己完成了一次和解。

在接下来的调理中，她原本柴瘦的身躯一点点丰腴起来。从她的表述中也可以看出，她的关注点不再限于孩子、家庭，她开始关注自己的内在成长。她逐渐放下了对外界的过度防御，试着推开门，走出那个玫瑰花园。

在家庭关系中，她学会了表达自己对丈夫的不满，并告诉对方自己的需求。这样的沟通方式让彼此有了更真实和深入的了解。她的改变一并推动了整个家庭的变化。家庭因此变得越来越和谐。

案例分析

冯茵找到疗愈师时，她的生活是被恐惧摧毁后的一片狼藉。她对这个世界没有信任感，总是怀疑自己会遭遇不测，或者生病。

通过背部评估，疗愈师发现案主脊柱两侧的韧带非常紧张，这意味着她可能长期处于一种紧张的状态；肝区高起、脾区板结，这往往与她长期压抑情绪，且有难以停止的思虑有关；肺区和肾区塌陷，这说明她与父亲有心理距离，缺乏父亲的支持，内心极度缺乏安全感；骶骨板结、臀部干瘪，这说明她内心有很多恐惧，恐惧"蚕食"了内在的生命力量。

疗愈师认为她是七种体型中的安全型。这类人有可能在童年时期有过创伤性的恐惧事件，导致他们缺乏基本信任感、资格感和归属感。

在与案主做身心沟通的过程中，疗愈师发现这些情绪不属于案主本人，她只是认领了母亲的焦虑和恐惧。在追溯她的家族长河时疗愈师发现，她的母亲沿袭了外婆的恐惧。这就是家族代际创伤的无意识传递。我们不仅会遗传父母的体貌特征，也会重复他们的情绪与行为。

唯有在向内探索的过程中，看见自己背负的家族命运，用成长带来意识的升级和转变，斩断负向传递，我们才能接受家族对自己的爱与祝福。

一个女人对家庭的影响是非常深远的。女性的自我疗愈和内在成长十分有必要，可以照亮整个家庭。

情感是生命之河，流动才能健康

生香

女性在一生当中患上乳腺癌的概率是十分之一。哪怕是做乳房切除手术，它的复发率仍可以高达30%到40%。这可能是因为在确诊的时候，癌细胞已经转移到肺、骨、肝，甚至椎体、骨盆、股骨中。

从身心全息文化的角度来讲，癌症可能与基因遗传有关，也可能与长期恶劣的心境有关。情绪的压抑会引起肝经的淤堵。女子以肝为先天。甲状腺、乳房、子宫、卵巢等都处在肝经上。肝气郁滞，气滞血瘀，就容易长出结节、肿瘤等。

肖然老师说过，情绪的背后，往往藏着没有被满足的期待。如果一个人的期待未被满足，他就会不断向外抓取，企图从亲密关系中得到满足。如果期待一次次落空，个体就会积压委屈、愤怒、伤心等情绪。

如果我们没有觉察到情绪背后不适当的期待，同样的情绪就会持续存在，从而影响身心健康。

基本信息

史俊（化名）身材高挑，打扮也比较中性，远远望去还以为是位英俊的小伙子。

经过一番交谈，疗愈师得知，她前段时间刚做完乳腺癌治疗。这场手术让四十不到的她元气大伤。

原本爱攀岩、旅游的她现在爬几步小山丘就喘得不行。最让她担心的是癌症的复发。如果能熬过复发观察期，那她就安全了。但是，万一复发呢？

这个"万一"是重重压在她身上的阴影与恐惧。她一想到以现在的身躯去面对癌症，就禁不住瑟瑟发抖。

通过身体评估，疗愈师发现案主是承担压抑型的人。这样体型的人往往容易把不属于自己的责任揽下来，把情绪压抑在自己心里。长期积累的身心压力让她内在的力量一点点枯竭。

经过三个阶段的身心调理，案主在身体得到修复之后，慢慢厘清了症状背后的原因。内在力量的积蓄让她获得了对生命的掌控感，并对未来充满了希望与信心。

调理过程

第一阶段

疗愈师认为，现阶段需要先改变整个身体的内环境。从中医角度来看，乳房是肝脾二经所主，肝失条达则气火内盛，脾失健运则痰浊内生，痰气郁结则结块为癌。

疗愈师重点为案主调理了生理区,为她恢复了一部分因为化疗而耗损的元气。经络疏通为案主增强了气血,改善了体质,让身体的内环境变得更加健康。

一段时间之后,案主明显感觉精力比之前旺盛了,四肢开始有了力量。这种身体的转变让她变得笃定起来,对癌症的恐惧在悄无声息中消退。在肝区的疏泄功能增强以后,案主的情志变得通达。

第二阶段

有了信任的基础后,疗愈师开始引导案主一步步探索症状背后的原因。

在帮案主疏解肝气的时候,她的情绪涌动起来。她说,自己和丈夫之间早已变得比陌生人还疏离。在十年的婚姻当中,她多次被他所伤。她想要修复关系时,又常常遭遇打击。她和他就这样越走越远。失望、委屈、怨恨在内心积攒,她却说不出口,只能窝在心里任其发酵。

"在你看来,为什么你们的婚姻变成了这样?"疗愈师问。

"我俩当初的结合就是个错误!思维方式、做事风格、生活方式都不同频!"案主说。

"是的,在这个世界上,我们总是找不到那个与自己完全契合的人。或许在潜意识当中,我们并不是在找伴侣,而是在找亲密关系中的'好妈妈'。对情感的期待越高,对婚姻的失望就越重。"疗愈师的话为案主提供了一个看待关系的全新视角。

第三阶段

亲密关系的问题很可能是我们与父母关系的重复。

在最后一个阶段，除了身体层面的调理，疗愈师还试着在心理层面带领案主回溯过往经历，与父母达成内心的和解。

在童年的记忆里，她每一次伸手向妈妈索要拥抱，妈妈都不会有温暖的回应。这种情感的阻滞、不流动，让孩子难以体会被母爱包容和滋养的感觉。于是，她转身投入爸爸的怀抱，内心又隐隐产生一种内疚感，好像与爸爸的亲密是对妈妈的背叛。渐渐地，她与爸爸的关系也越来越疏远和陌生。

直到爸爸突然离世，她才意识到这么多年来，自己一直压抑着对爸爸的爱。想到斯人已逝，一切已来不及，她的内心被一股巨大的悲恸所笼罩。

疗愈师引领案主在心中与父亲完成情感上的联结，释放情绪，表达想法。与父亲的心理联结，让案主有了力量和被支持感。之后，疗愈师让案主认识到，妈妈对情感的回避，一如她对丈夫的态度。

"只有厘清问题的症结，让内心慢慢平静下来，我们才有可能用新的眼光去看待关系。没有欲望涌动的世界，才是轻松和自在的。"

疗愈师的话让案主对关系有了释怀。她的身体线条变得越来越柔和，因为那些坚毅的棱角早已在心底融化。她流下了感动的泪，为这份自我理解和接纳。

案例分析

史俊在乳腺癌手术后，因为畏惧复发，找到疗愈师调理。

通过背部评估，疗愈师发现她的背很厚，肝区很高，由此判断她是承担压抑型的人。心区的条索，说明内心藏着一件伤心事；右侧肝区堵，可能与她与男性之间的关系障碍有关。

肝是情感表达器官，乳腺恰在肝经巡行的地方。乳腺问题对应着情感。

在与案主的身心沟通中，疗愈师明显感觉到她对情感的回避。直到经络被疏通，内在循环变得通畅，案主才慢慢有力量，愿意去面对自己内在的情感。

通过身心沟通，疗愈师一步步带领案主看到症状背后，是她多年积压在心底的情绪。这些情绪从表面上看是对丈夫的，其实是童年与父母关系的"重复"。

情感回避型的妈妈让孩子在成长过程中，不知不觉地复制了这种人际互动模式。无法与妈妈维持亲密关系阻碍了她在成长过程中对妈妈的认同，让她不知道如何成为一个女人。她甚至会在内心根植一种自我厌恶的意识，并产生自我攻击。

肖然老师说过，疗愈是生命的本能，信念是改变的动力。在我们看见症状背后的真相后，疗愈就会发生。

或许，我们可以不用身体代替内心去表达，而是学会一种更加有益于自己的生活方式，一种可以让我们的真实情感表露的方式。

陷入中年危机，允许改变就是"重生"的力量

生广

有人说，人到中年，就是一部西游记，悟空的压力，八戒的身材，老沙的发型，唐僧的絮叨，还离西天越来越近了。

年轻的时候，青春是可以肆意挥霍的资本。人至中年，生活成为一列不断被增加压力和负载的列车。为工作、生活、家庭，我们忙碌奔波，活得疲倦而麻木；忙老人、忙孩子，我们总是在为他人付出，唯独忘记那个辛苦劳碌的自己。

在这滚烫翻滚的人生中，岁月不仅留下了一地鸡毛，还让我们莫名其妙地患上各种身心问题。

肖然老师说过，身体就像账本，记载着我们过往的经历。身心问题反映了一个人内在最隐秘的情绪与行为。每一个症状，都是身体与心理相互交锋后的"印记"，记载着过往人生的故事，承载着内心不被看见的泪。触碰真相不仅会勾起压抑已久的情绪，而且会让我们学会重新看待自己的生命。

基本情况

杜鹃（化名）是个中年妇女。她人不高，微胖，脂肪主要堆积在上半身和肚子，腿相对鼓起的肚子偏细。肚子很硬，小腿肌肉硬到不能碰。

除了高血压，杜鹃还有甲亢。情绪上来的时候，她就会情不自禁地手抖，心脏突突突地跳，仿佛要从身体里蹦出来。在去年的常规体检中，医生发现她腹腔内有个12厘米左右的腹腔囊肿。

这一连串的健康问题摧毁了杜鹃坚强的心。她找到疗愈师，进行长达1年多的身心调理。

疗愈师通过疏肝泻火、健脾祛湿、培补肾阳，帮助案主改善了肝气郁结、脾虚寒湿、肾阳不足等情况，排出了寒湿，增强了内在的气血循环。在沟通中，疗愈师引导案主看见自己的行为和信念模式，通过正向转化，帮助她跳出"我不重要"的信念。

在接近调理尾声时，杜鹃又去医院做了次检查。报告显示，腹腔内的囊肿已经缩小到3厘米。这让她欢欣雀跃。甲亢引起的手抖和心率过快，也在不知不觉中消失了。她的血压也恢复了正常。杜鹃整个人的精神状态从原来的抑郁、委屈，变为开朗、愉悦。

调理过程

第一阶段

疗愈师通过背部评估发现，案主肝脾区隆起，肚子大，腰腹部堆积着一大圈赘肉，腿相对上半身偏细。他判断案主可能是七种体型中的和平付出型，内心积压了很多的情绪。于是在这个阶段，疗愈师以疏肝、帮助案主宣泄压抑的情绪为主。

疗愈师把重点放在肩颈、肝区、腰部及生理区域，帮助案主放松肩颈肌肉和腰椎两侧韧带。在心理上，疗愈师引导案主表达内心的情绪和想法。

在整个调理过程中，案主不停地抱怨母亲对弟弟的偏爱、对自己的不关注。她认为自己为家里承担了很多事，却始终没有得到母亲的重视。

疗愈师始终陪伴在案主身边，用心倾听和陪伴，不做任何评判，让案主感觉自己是被理解和接纳的。这种温暖、抱持的氛围，为她的情绪宣泄和表达，提供了一个出口。

通过一段时间的身心调理，案主后背紧张的肌肉有了明显缓解。

第二阶段

在这个阶段，疗愈师把重点放在案主肝脾区、肾经、腰骶、生理区等部位，为案主泻肝火、补肾气。

在调理过程中，疗愈师继续引导案主宣泄情绪。随着案主的抱怨变少，她的情绪也慢慢平复下来。这时，疗愈师引导案主回想在童年时期，母亲做过的让自己感动的事情。案主先是愣了一下，接着就说起了童年的幸福点滴。

在这之后，疗愈师告诉案主，她丰满的臀部记载的是父母的爱。只是她一直把注意力放在父母的"偏心"上，而不去看自己已经拥有的部分。这种偏狭的认知让她活在一个由自己亲手编织的情绪地牢中。

听完疗愈师的话，案主留下了愧疚的眼泪。她慢慢意识到，"自己不重要"的信念让她一直无视家人对自己的爱。

第三阶段

在案主的情绪和信念发生转变后，身体淤堵的部位也慢慢疏解开来。于是，疗愈师决定在这个阶段帮助案主补充身体的元气，增强脏腑的供血，恢复身体机能。疗愈师引导案主发现生活中的美好，与广阔的自然产生更深的联结。

在看见本就存在于生命中的正向资源后，案主的心胸变得越来越开阔。她不再挣扎于那个委屈、愤怒、伤心的泥潭，而是与更多的外在事物产生联结。她在自己的善良和付出中，慢慢体会到他人对自己的情感回馈。这不仅让她体验到更多自我存在的价值，也让她的生命走向了更阳光、幸福的一面。

案例分析

杜鹃可以说是这个时代女性的典型缩影。她们大多出生在一个多子女家庭。父母常常忙于家庭生计，忽略了对子女的关怀和陪伴。女人天生的感性与敏感让她们更容易去帮助父母承担家庭责任，以此来换取更多父母的爱。

就这样，她们渐渐养成了一种习惯付出和讨好的行为模式，企图以此换取更多来自他人的关注。

或许是因为这种想要被看见的期待过于猛烈，她们始终觉得自己是不被重视的那个人。"错付"的关系与爱而不得的心酸，让她们的内心不断积压着愤怒、委屈和伤心。在情绪找不到出口的时候，她们更习惯用唠叨来"满足"内在想要被看见的需求。

这就是典型的和平付出型的行为模式。这类人总是企图通过付出的行为，让别人觉得自己重要。长期压抑的情绪会让肝脾区隆起，引发内分泌失调，形成"向心胖"的体型。杜鹃的甲亢、高血压、腹腔囊肿，根源都与肝脾经淤堵有关。

中医讲，肝气郁滞，则情志不畅。这也是案主初期总是抑郁低落、难以看见事物的阳光面、内心情绪积压的原因。

气郁化火，肝失柔顺之行，则急躁易怒。怒使气上，气血长期积聚在肩背，久而久之就会形成肩颈部的经络堵塞。当营养无法上行到头部时，身体就会代偿性地提高血压，来维持脑部供氧。这也是案主得高血压的原因。

肝气横逆犯脾，脾气虚弱，不能运化水谷。肝失疏泄，就会影响到脾胃的运化功能，导致水分不能输送出去。水湿长期留存在身体当中就会形成内寒。寒易使气血津液凝结，最终形成腹腔内的囊肿。

当疗愈师帮她疏通肝脾肾三经后，气机得以条畅，脾胃恢复运转，水谷精微被输布到各个脏器。脏腑得到濡养后，器官功能恢复了正常，身体的自愈功能也随之开启。

案主的身体在慢慢回归健康的过程中，她原有的信念模式也被打破了。心性的转变平息了内在因为妄念而产生的情绪。

在陪伴案主的过程中，疗愈师受到了很大的影响。老子在《道德经》中讲，圣人不积：既以为人，己愈有；既以与人；己愈多。

这句话的意思是，助人者，人也会帮助他；布施者，会有成倍的回报。

和平付出型的人乐善好施，给他们带来了好人缘。这份善意也在无形中滋养了疗愈师的心田，让我进一步观照了自己内心的慈悲与柔软。

身体状态的调整，唤醒和激发了我的内在动力

生心

绝大多数父母都爱自己的孩子。父母总是企图用自己的人生经验，为孩子铸就一条更平稳的路。爱失去边界后，可能就会变成一场充满摧毁力的"洪灾"。那些以爱之名的操控让孩子活成了"扯线木偶"。他们对父母言听计从，即使内心有抗拒，也不敢轻易表现出来。久而久之，孩子对父母形成了严重的依赖。缺乏自我意识，让他们活得畏畏缩缩。

在生活中，我们常常会遇到对孩子过度保护的母亲。她们可能有一个不怎么管事的丈夫，不得不逼迫自己变得强大，去应对残酷多变的生活。这样的人生境遇让女人变得越来越刚硬和强势。

与丈夫的情感失联让她们在潜移默化中把这份情感投注到孩子身上。这种高浓度的爱，逐渐侵蚀了关系的边界。她们内心对分离的恐惧，加剧了她们对孩子人生的掌控欲。于是，她们想尽办法，给孩子最周全的保护。一旦孩子遇到人生困境，或者需要做人生决策，她们会挺身而出，替代孩子承担、做出选择。结果就是孩子适

应社会的功能被削弱，自我意识被抹杀。人生看似风平浪静，他们却如那些被圈养的动物一样，失去了去草原捕食的野性。

处处为生活、孩子操心的母亲，也会有低落、疲惫的时候。这时，她们又会再一次把目光落到那个弱小、毫无生存能力的孩子身上，责备他怎么什么都不会做。她们早已忘记孩子的依赖与无能是自己"一手遮天"造成的结果。

幼小的孩子不能理解这么复杂的关系机制，只会本能地去认同母亲说的，那就是自己不够好，没有价值。

这些根深蒂固的信念和想法，像一把牢固的枷锁，锁住了孩子充满色彩的人生。

基本情况

赵咏梅（化名）就是这样一个在母亲的"呵护"下长大的孩子。她第一次来找疗愈师时，是为了解决手麻的问题。从医院得到的检查结果看，手麻是因为神经受损导致的。这让她百思不得其解，因为生活中并没有发生什么导致她神经受损的事情。手麻影响了她生活的方方面面。因为屈伸不利，她的工作效率大大降低，整个人常感疲乏。

疗愈师通过背部评估发现，案主的整个身体淤堵得厉害，这使得气血无法顺畅濡养脏腑，影响到神经功能。

赵咏梅经络循环不畅与她不善于表达需求、压抑情绪有关。这种长期以来的行为模式，可能与她母亲对她人生的过度干预有关。疗愈师帮助案主改善了内在循环，并引领她探索内在情绪。

身体状态得到调整和提升后,案主的认知发生了极大转变。她开始用新的目光去审视自己的家庭关系和社会关系。同时,内在脏腑的平衡与稳定让她重获人生力量,生活和人际关系都发生了很大转变。

整个调理结束之后,案主手麻的情况消失了,气色从原来的憔悴、黯淡,逐渐转为红润与光泽。刚来时有些浓重的黑眼圈,现在也淡到一种若隐若现的状态。

她的体形更是从原来的臃肿,渐渐线条清晰起来。

在生活和工作中,她一改往日懦弱、退缩、行动力差的行为模式,敢于表达自己的想法,做事效率有了显著提升。

这样的人生让她感觉很爽!

调理过程

第一阶段

为了帮助案主改善手麻症状,疗愈师在这个阶段以身体疏通为主。

评估完案主的后背后,疗愈师发现案主的肩颈、肝区、脾区、两侧腹股沟的肌肉组织是僵硬的。这说明案主内心压抑了很多情绪。

肝郁、脾虚、肾气不足,造成身体气血流通不畅,脏腑组织长期得不到供养,机能日渐衰退。这就是案主感觉疲乏的主要原因。

疗愈师对案主的肩颈、臂丛神经循环及整个生理区进行手法疏通,案主的手脚冒出了很多寒气,这是身体在排寒的表现。

在每次调理时，案主都很关心自己的手麻什么时候能好，疗愈师顺着这个话题，引导案主看见这种焦虑背后的恐惧。

从开始时无法看清自己的恐惧，到渐渐能触碰那份恐惧，案主出现了较强的情绪起伏。这让她释放了一部分压抑已久的愤怒、悲伤和委屈。在这之后，她淤堵的肾经部位逐渐变得柔软，后背腰骶部位的韧带组织也松了一些。

第二阶段

经过上一阶段的调理，案主的身体明显变得通畅起来，手麻的症状也随之减轻。在这一阶段，疗愈师把重点放在调理腹股沟及下肢循环上，加大腰骶及生理区的元气培补，让神经得到更多气血濡养。

案主原本的焦虑随着身体的好转一点点消失。这时，她感到内心有一股蓄势待发的破坏力，还有一股强大的力量在遏制它的"破土"。

案主聊起自己有个非常能干的母亲，她的人生几乎是被母亲一手安排的。一直以来，她都很顺从，也很"满意"这种毫无波澜的人生。可这只是她意识层面的想法。母亲的用心关照不断压缩女儿的成长空间。为了爱母亲，她出让了对自己人生的掌控权。与此同时，她的内心燃起一股怨恨和对抗的力量。

这种精神上的抗争是一种内耗，人会因此变得多思、多虑和纠结。长期的思想斗争会损耗脾肾。身体机能衰弱以后，人的行动力也会随之变得缓慢。

随着调理的推进，这种内在的斗争在案主的意识层面逐渐清晰起来。案主流下了羞愧的泪，她觉得自己不该埋怨妈妈。

疗愈师肯定了案主的想法，告诉她："你的妈妈很爱你，但她的爱太紧了，所以你一直想要挣脱这层爱的大网。现在你已经长大了，妈妈却老了。你可以告诉她，这么多年她为你费心了，你感恩她为你付出的一切，在接下去的人生，你希望用自己的力量去面对未来的风雨。"

疗愈师的话让案主又一次泪水决堤。眼泪的流动，对她身体产生了很好的疗愈作用。

第三阶段

案主身体四肢沉重的症状有了明显改善，人的精力逐渐充沛起来。于是，疗愈师决定继续为她培元补肾，充盈气血，让肝肾得到充分的濡养。

五脏精气日益充盈，案主的后背明显变得柔软起来，身体关节也越来越灵活了。她的肾气和脾气也有所提升。脾的神为意，肾的神为志。精神意志更坚定也是这一阶段案主的变化。

在这个阶段，案主逐渐放下了对母亲的恨及自我攻击。这份情感逐渐升华成一种对父母的感恩与爱。她开始鼓励妈妈多关心父亲，这让父母之间的关系有了好转。

疗愈师听完案主的叙述后表示："亲子关系从依赖到分离，是所有人成长的必经之途。当我们真切体会到父母对自己的爱，并把这份爱筑建成内心的安全感，我们就会获得勇气和力量去面对未来人生中的危险。这是个体化分离的过程，也是形成独立人格的过程。只有这样，你和妈妈的'双向掌控'才会结束。"

身心沟通让案主的身体变得越来越柔软，她也有了更深的自我觉察和对他人的理解和包容。

第四阶段

案主降低调理频率，恢复了工作，日常练自然太极调养生息。

在这一阶段，案主用一种新的眼光去看待自己的生活和工作。她会在调理期间与疗愈师聊起近期生活中的觉察和反思。从之前从来不敢面对冲突，到现在敢于解决问题，她变得越来越勇敢和有力量。

疗愈师不断鼓励她尊重自己的感受，表达自己的想法，放弃一味妥协，在适当的时候选择捍卫自己的权利。案主一改往日的拖沓和黏腻，变得神清气爽起来。

案例分析

案主赵咏梅是一家私有企业的高管。她看上去体形有点儿臃肿，一直以来给人感觉行动力差，性格比较懦弱，害怕与人发生正面冲突。

通过背部评估，疗愈师发现案主肝脾区隆起，但臀部很丰满，这说明案主性格压抑，但得到过父母充足的爱。由此疗愈师判断案主应该属于和平忍吞型的人。这样的人容易委屈自己，不懂得表达情绪，容易肝郁脾虚。

在与案主做身心沟通的过程中，疗愈师逐渐了解到，案主一直是听话的乖孩子。她的人生就像既定的程序，母亲就是那个提前输入代码的人。这让案主丧失了对自己人生的控制权和选择权，从而压抑了很多愤怒和委屈。

一直以来积累的情绪堵塞了身体的循环通道，耗损了气血，造成脏腑功能失调、神经系统损伤。这也是案主在开始时出现手麻的原因。

按照以通为用的思路，疗愈师帮助案主疏通肝肾经，她的身体排出了大量寒气，肾阳也有了显著提升。肾阳为一身阳气的根本，是各脏腑功能活动的强大动力。在阳气的温煦下，脏腑功能逐渐恢复平衡，神经在得到气血濡养后也自行修复了。

其实，我们每个人的生命旅程都会伴随冲突与挑战。若一味畏惧冲突而放弃自己的立场，就容易与真实的自己渐行渐远，越活越疲惫。

《黄帝内经》讲"精并于肝则忧，精并于脾则畏"。一个肝郁脾虚的人大概率是多忧虑和畏惧的。和平忍吞型的人在关系中是害怕冲突的。身体在情绪的内耗中拖垮，也磨损了内在想要改变的动力。

身心调理就是通过疏通身体的经络与气血，提升身体五脏的精气，从而调整一个人的精神动力。案主的身体在发生改变时，心理也会跟着发生变化。他开始学会用觉知的眼光，理解自己身上所发生的一切。

出现关节障碍后,我的人生被摁下了"暂停键"

生辰

有一种冷,叫寒冰彻骨;有一种痛,叫蚀骨之痛。侵入骨髓的病,那是古代名医扁鹊看见都要掉头走,认为就算是神仙在世也难以回天的。

在中医的概念里,类风湿关节炎就属于寒湿侵入骨髓引发的症状之一。它多发于手指关节、肩颈、腰部,也可能发于手肘膝关节,引起关节肿胀、发红,关节或者肌肉疼痛。类风湿也被称为"痹症"。

《诸病源候论》记载,风寒湿三气合而为痹也。人腠理虚者,则由风湿气伤之,搏于血气,血气不行,则不宣,真邪相击,在于肌肉之间,故其肌肤尽痛。痹症由风、寒、湿三种邪气糅杂,正气亏虚时产生。这里的虚主要是指肝肾亏虚和气血不足。肝主筋,肾主骨,肝肾亏虚则筋骨失养;气血不足,则五体失于煦养,易召外邪侵犯。气血为邪气所闭阻,不得同行时就会出现症状。

总的来说，风气、湿气、寒气聚集在身体里，会出现一种凝滞或麻痹，最后伤到人的筋和骨。随着关节变得越来越僵硬，患者会逐渐失去自由行动的能力。

多处关节炎发病者往往存在过度认真与完美主义的强迫倾向。当一个人把目标定得过高时，他就容易产生严重的自我攻击。这种隐形的内在战争，会"攻陷"身体的免疫力。从这个角度来看，类风湿关节炎的出现，或许也是身体在强行摁下我们奔波的"暂停键"。

基本情况

许钊（化名）患有类风湿关节炎，他的双腿出现严重变形，走路时总是迈着小碎步往前挪动。同样受到影响的还有他的手。他的十个手指小关节肿胀，远看就像一串串糖葫芦。大概是因为剧痛，他的五官常常拘作一团，难以舒展。

疗愈师给他做完身心健康评估后发现，案主大椎肺区有严重塌陷。这样的人往往肺虚，心理上与父亲有一定的距离。在七种体型中，我们把这类人称为浪漫型。

中医讲，精并于肺则悲。肺主气，辅助心这个君主。肺的精气充足，心的功能因为得助而正常，从而有"喜"的神态。一旦肺的精气虚弱，则心失去辅助，易引起心气虚弱，整个人陷入悲伤的状态中难以自拔。所以这类人对事物的观点常常是偏消极的。

另外，案主的腰部僵硬，两侧有包块。腰部僵硬可能与不安全的童年经历有关，包块则代表过往的恐惧事件。过度的恐惧情绪容易滋生寒气，损伤肾阳。他八髎处的干瘪、前侧耻骨、腹股沟的紧张，都可能与身体根部力量肾精被消耗过度有关。

疗愈师通过四个阶段的调理，帮助案主排出体内的寒湿，滋补了身体的根部土壤，改善了内在脏腑的生长环境，让身体慢慢开始自愈。

在心理层面，疗愈师引导案主去感受身体，说出内在的恐惧，让压抑的情绪得到宣泄和释放；引领案主去和父亲做情感联结，让父亲的力量重新回到生命当中。

在结束调理之后，案主原本缩紧的五官明显舒展开来，整个人的气场也如清风拂面，给人安定的感觉。他的关节疼痛和手指肿胀基本消失，现在还能去公园骑行。

调理过程

第一阶段

在刚开始调理的时候，疗愈师的方案是帮助案主放松身体，配合养生浴"排毒"。

在身体层面，主要按揉膀胱经、八髎、耻骨以及腹股沟区域。调理这些地方可以有效提升肾阳，滋养肾阴。

渐渐地，案主开始感觉小腿往下有些冷，这是身体在排寒的一种现象。两天一次的养生浴起到了很好的补肾、排寒湿的作用。

疗愈师也试着与案主聊一些关于工作、生活、兴趣等方面的话题，与他建立心理上的联结。

慢慢地，案主的身体有了明显好转，走路的步伐从原来的

"拖",变成了现在的"迈",身体的肿痛感也比之前减轻了不少。

第二阶段

随着案主的身心越来越放松,内在动力慢慢增强,疗愈师把调理重点放在了腰部、八髎及生理区。

从身心全息文化的角度来说,腰部代表的是3到7岁时父亲对我们的陪伴和支持。案主腰部紧张,疗愈师推测这可能与父亲给到的力量不够有关。

"小时候爸爸陪伴你多吗?"疗愈师试探性地问。

"很少。小时候全靠我爸在外打工挣钱养家,所以一年到头基本上就过年见一下。"案主淡淡地说。

"看来爸爸对你的陪伴还是很少的。"疗愈师说。

"是啊,他整天忙着在外打工,家里事情都是我妈在操办。"案主感慨。

"你妈妈很辛苦,你也很心疼她是吗?"疗愈师回应案主。

"嗯,家里毕竟缺个男人,所以我就成了那个顶梁柱。"案主说道。

"我知道,你从小就是家里的小男子汉,帮了家里很多忙。"疗愈师边说边把手放在案主腰部两侧的包块,继续问:"你能告诉我,这里发生了什么吗?"

在手法催眠的作用下,案主过往的记忆被慢慢"唤醒"。他不由自主地抽泣起来。

疗愈师问他看到了什么,案主说眼前有个黑影在晃动。

"那个人像是要破门而入，当时只有我和妈妈两个人。我甚至从影子里看到他手上有一把刀，像是要来行凶的。屋内静悄悄的，妈妈已经睡着了。我感觉浑身发凉，但是我要保护妈妈，因为我是家里的男子汉！"

"你很害怕，整个身体都在发冷和颤抖。把心里的恐惧喊出来，'我很害怕'！"疗愈师引导案主把情绪宣泄出来。

"我要保护妈妈，我不害怕。"防御依然紧紧盘旋在他的心口。

"你的身体在发冷、发抖，还在不断冒冷汗。你感觉到了吗？"疗愈师让他去感受身体的变化。

"我感觉自己一直在冒冷汗，身体还有点儿发凉。"案主回答。

"这是身体在表达内心的害怕。我在陪着你，你可以把害怕喊出来，把压抑在深处的这份恐惧彻底喊出来！"

终于，案主爆发了一阵又一阵的大喊："啊——我害怕！我害怕！谁来救救我！我害怕！"

疗愈师跟随案主喊叫时身体的起伏，用手法按揉着腰部的两个包块。情绪在得到释放以后，包块眼见着一点点变小了。

随后，疗愈师带着案主与父亲做了一次心理上的联结，唤醒了他体内沉睡的父性力量。在情感有了联结之后，案主在心态上有了明显转变，内在变得稳定起来，做事的动力变得越来越强。

第三阶段

在这个阶段，案主的身体好像又僵硬了起来，动作不如之前灵活，一些原本不痛的关节也出现了不明原因的疼痛感。

症状的"退行"激活了案主的焦虑情绪。他变得焦躁起来，反复问这到底是怎么回事，自己会不会因为浑身关节疼痛而死。

疗愈师没有直接回答案主，而是引导他去感受这种焦虑，去看见情绪背后究竟在表达什么。案主表示，担忧自己啥都不能干了，这是比死还难以接受的事情。

"你对自己特别严苛，不允许自己有丝毫懒怠。可身体终究还是吃不消，所以它用关节僵化的方式来让你'躺平'。"

听到疗愈师的话，案主没有再说话，仿佛陷入了沉思。

"这些年确实忙得没有停过，可也没做出什么成绩，倒是把身体弄废了。"案主说道。

"嗯，那你想过自己要的究竟是什么样的成就吗？或者说在你心里，成功究竟是什么样的概念呢？"

案主听完，又陷入了沉默。

许久，他说："你的问题让我无从回答。我总是在不断苛责自己，不断变得更好。最后却失去了方向和目标，不断被强化的概念只剩下'我不够好'。"

在看到内在自我攻击的部分后，案主的身体慢慢松了下来。

"现在，你再去感受下身体的疼痛，看看它们想要告诉你什么。"疗愈师又一次引导案主通过身体去感受内在。

"我感觉好像身上所有的关节都痛了一遍，慢慢地痛感逐渐消失了，那些肿的感觉也在渐渐消失。"案主说。

疗愈师告诉案主，这个阶段其实是气血冲击病灶期。之前，身体因为经年累月的情绪淤堵，出现了气血循环不畅。情绪被释放以后，经络通道变得畅通，内在循环加速，气血就开始冲击病灶的地方，从而有症状加重的现象。

这样的情况持续了一段时间，其间疗愈师继续给案主安排养生浴来培补肾阳，让身体的根部土壤变得肥沃起来。

第四阶段

在经过上一阶段的关节疼痛以后，案主的身体慢慢发生了变化。他走路明显快了很多，手指疼痛的感觉在慢慢消失。

疗愈师根据当下的情况，决定把调理方案调整为"补"，用手法继续按揉前侧的耻骨、腹股沟、会阴区域，增强肾精，还带领案主练自然太极，通过养生功法帮助案主恢复身体。案主反馈，每次练功都能感觉到气血濡养双手关节的感觉，练完手指就会更灵活一点儿。

案例分析

类风湿关节炎指的是风、寒、湿同时侵犯，身体又因正气不足被邪风入体，致使气血凝滞，关节无法正常得到气血的濡养，进而筋骨失养，关节不利。

风、寒、湿属于六种病邪中的三种，产生的原因有外在环境和内在心境。

中医认为寒湿乃万病之源，虚则寒，寒则湿。所以说，寒湿常常相生相伴，夹杂治病。诸寒收引皆属于肾，也就是说，身体有寒邪根本原因是肾阳不足。

许钊的类风湿关节炎与其体内寒湿重且肾精被过度消耗有很大的关系。

他有明显的肺区塌陷，属于浪漫型。这样的人常常因为肺气不足而有肺虚的情况。

在五行中，肺属金，肾属水，金生水，所以说肺肾之间是相互滋生的关系。一旦肺阴亏虚，久病必累肾，可致肾阴亏虚；肾阴为一身阴气之根本，肾阴虚不能上滋肺阴，又会加重肺阴虚的情况。

通过身心沟通，我得知案主从小和爸爸聚少离多，所以内在缺乏父亲的支持和力量。与父亲存在心理距离可能是导致他肺虚的原因之一。

与父亲缺乏联结的孩子内心往往也是缺乏自信和安全感的。案主童年与母亲相依为命。他一边活得战战兢兢，一边对自己高标准、严要求，为母亲撑起了这个家。不安、焦虑以及自我否定，形成了精神上的内耗，继而对体内的脏腑功能造成影响。

在案主的背部评估中，疗愈师发现他腰部两侧有明显包块。这可能与他童年经历的恐惧事件有关。恐惧在没有被看见和得到释放时，就会不断消耗肾精。肾精的耗损会导致五脏失衡，令脏腑不能和谐工作，最终导致免疫力下降。对应的身体表现是八髎区域干瘪。

肖然老师说过，有症状说明系统不平衡。当我们经由症状去觉察内在时，会发现身体的"罢工"行为或许是油灯枯竭前的一次"呐喊"。

如果我们愿意与自己待一会儿，放下世俗的评判，以陪伴、接纳的姿态看见、拥抱真实的自己，那么幸福是可以被自己创造出来的。

第四部分

孩子的问题,根源往往在家庭

自卑的孩子从不敢正眼打量这个世界

肖然

个体心理学家阿德勒认为，每个人身上都有自卑的特质。生而为人，我们都不是完美的。自卑是一种动力，让我们不断成长和前进。可在现实生活中，我们会看到一些人因为"自卑"作祟，总是活得畏畏缩缩，难以看见自己的优点。无法自我肯定，让他们产生了深深的不配得到的感觉。

被自卑笼罩的人很容易活在他人的目光和评价之中。因为他们内心没有形成稳定的自我，所以容易把评价的标尺交于他人之手。自信与外在的物质条件并不存在直接联系，与我们内心的归属感和安全感有关。

每个人来到这个世界上，都需要被主要养育者（通常是父母）悉心养育和照料。越小的孩子越需要得到父母的回应。只有在需求持续得到响应的情况下，他们才会感受到安全和踏实。一个在童年没有被父母看见与回应的孩子是恐惧和缺乏归属感的。这种不安全体验容易造就自卑的人生底色。

在现实生活中，我们常常会看到，当一个孩子伸展双手向父母索要拥抱时，他一定是仰着头、努力向上的姿态。如果长期得不到父母的回应，他就会慢慢低下头，把双手重重垂在身体两侧。

从期待到失望，孩子的身体也由向上生长到向内收紧。生命中爱的空白与匮乏，更让他们失去了相信和肯定自己的能力。

基本情况

程晨（化名）是在一次沙龙上认识疗愈师肖然的。她依稀记得那场沙龙的主题是"与身体对话"。

在沙龙现场，她听到疗愈师说身体是一个账本，记载着我们一生的经历，泪水止不住地往下掉。那一刻，她觉得自己像个溺水的人，终于等到了救援。

后来她鼓起勇气找疗愈师做个案。疗愈师运用手法催眠，引导和陪伴她重新回顾过往记忆。案主想起了自己对过世父亲的不舍、对母亲的怨恨和愧疚。

在完成对父亲的情感交付后，她又想起了童年被他人"诱骗"的经历。当时的自己没有反感，甚至还有隐隐的愉悦，这让她感到羞耻至极。

疗愈师用心跟随案主的细微感受，用语言回应与共情。这让她感觉一直以来的孤独感终于得到了回应。

接下来疗愈师带领她看见自己贪恋"畸形感情"的背后，源于她内在小孩对爱的渴望。看见真相就能转变信念。那条缠绕多年的"羞耻"链条随之断裂，笼罩在她人生上方的自卑阴霾随之散去。

她佝偻的脊椎慢慢挺直，脸上出现了越来越多的笑容。

调理过程

在个案开始前，疗愈师给案主做了身心评估。她有明显佝偻，腰椎处有赘肉。在身心全息文化中，脊椎弓形往往代表一个人内心有很深的不安和自卑。腰椎处的赘肉可能与长期压抑的委屈有关，会让身体的内分泌紊乱，从而出现腰间的一圈赘肉。

疗愈师发现案主思维有些混乱，并判断她的内心可能存在创伤经历。

"深呼吸，让身体慢慢放松下来。"疗愈师用呼吸引导的方式，让她慢慢进入状态。

"我能感受到你身体里有悲伤的情绪。你可以告诉我，你在为什么感到难过吗？"疗愈师从感受切入。

她沉默了一阵，随后发出一阵呜咽声。

"我爸爸重病的时候，我太不孝顺了！我一直没去……连他最后一眼都没看到……"说起生命中最重要的亲人，她的声音充满了悲怆。

"我知道，爸爸的离世是你非常不愿意接受的事实。你的内心充满了自责和悔恨，恨自己没有去见他最后一面。如果爸爸就站在你面前，你想对他说什么？"

她还沉浸在自己的情绪当中，什么都没说。

"告诉爸爸，你走了以后我很难过。你没等到我给你养老就走了，这让我感觉非常惭愧！这些年，我一直活在你离世的阴影当中，不愿意走出来。我更愧疚当年没有见到你最后一面，这是我一辈子的遗憾！"

肖然老师试着带领她去表达感受，把压在心底的愧疚、不舍一点点释放出来。

慢慢地，她用沙哑的嗓音，说起对父亲的思念、悔恨和不舍。

接着，她提起了母亲。在她看来，母亲薄情寡义，对病榻上的父亲毫无温情可言。她只记得每次回家，母亲都在数落父亲的不是。一句句话像一把把刀，狠狠扎在她的心口。可她是怯懦的，反驳的话卡在咽喉处，怎么都说不出。

"我之前一直很恨妈妈，觉得她没有好好照顾爸爸！刚刚和爸爸说完这些以后，我突然有个念头。其实这么多年，妈妈每天照顾病床上的爸爸特别不容易。我不应该去埋怨她，更没有资格责怪她。真正有错的人，从头到尾都是我！哪怕是在爸爸弥留之际，我都没有尽到一个女儿应尽的责任。"

当愤怒的矛头不再向外时，便直直指向了自己。对灵魂的自我鞭挞，她甘之如饴。

"你一直在否定自己，否定自己的家庭，否定自己的一切。看到这样一个场景，你有什么感觉？"肖然老师问道。

"我感觉这像一种自我惩罚。"许久，她缓缓吐出一句话。

"嗯，我听到了惩罚。一般只有有罪的人才会需要被惩罚。你能告诉我，为什么要惩罚自己吗？"肖然老师一边把手放在她的腰部，一边问道。

寂静的沉默之后，她说起了一段隐秘又难以启齿的往事。

一个连绵细雨的夜晚，她在离家不远的巷子遇到一个男人。他用一个风车轻易取得了她的信任,并把她带到一处僻静之处,做了一些肢体触碰的亲密行为。她只记得他附在自己耳边夸她可爱,说喜欢她。当时的她内心是欢喜的,好像被一种从未有过的温暖围绕着。事后,她才知道他当时的行为是猥亵。在那个刹那,她对他并非厌恶,而是一种悸动,甚至是依赖。

想到自己对这样一个猥琐男人"动了心",她有种无地自容的感觉。平日里邻里对放荡女人的风言风语,在那一刻塞满了她的脑海。她感觉自己像被钉在了一根耻辱柱上,任由他人围观和唾弃。

"我没有人可以说,我只能自己憋着,甚至惩罚自己!"这么多年,她一直在用自己的身躯,努力隐藏这段黑暗的秘密。时间终究无法让伤口愈合,脓疮在黑暗中腐烂,发酵的脓水流淌成她人生自卑的底色。

"羞耻让你抬不起头,让你觉得自己恶心。所以这么多年,你一直在折磨自己,活得憋屈又自卑。其实孩子要的是连接,要的是在关系中那份被看见的感觉。她的内心一直渴望得到爱和温暖,因为她在家里没有得到。所以她是无辜的,是内心那份对爱的渴求,让她产生了悸动的错觉。放过自己吧,把那份羞耻感还给那个男人。"

她捂着双眼,泪水止不住地从指缝间流出。只是这一次的痛哭,没有了之前的懊悔和自责,多了释然和接纳。

"现在,我陪着你去走近那个孩子。她很孤独、很害怕,你去抱抱她好吗?告诉她'你是无辜的,你没有必要感到自卑和羞耻'。就算全世界都抛弃你,还有我在爱你。人海茫茫岁月沧桑,我不会再放开你的手,我会一直陪着你,陪着你重新长大。"

案例分析

　　程晨是个内心非常自卑的孩子。一个缺乏自信的人是不敢正眼打量这个世界的。长时间的低头含胸，容易形成佝偻、肩膀内扣的体形特征。自卑往往源于内心爱的匮乏。

　　在沟通中，我了解到她童年的家庭环境是冰冷、缺乏温度的。父亲很早就中风卧床，全靠母亲照顾。生活的重担全部落在母亲身上，她因为积攒了太多委屈而变得愤怒。

　　小时候的程晨就是在这样的环境下长大的。在她的印象里，母亲不是在干活，就是在咒骂父亲。她不能理解眼前发生了什么，但是那种冰冷和恐惧还是留在了她的身体当中。

　　她当然是想要被爱的。爱是生命茁壮生长的养分。可母亲早已被现实压垮，已经忘了什么是爱，更分不出半点儿精力给眼前这个孩子。父亲不仅被病痛折磨，还在默默忍受自尊被践踏的苦楚。

　　那个没有被父母看见的孩子独自走在人生幽深的小道上，在无人回应的幽深中慢慢陷入绝境。她内心因此压抑了很多情绪，有不被看见的委屈、不被镜映的迷茫、不被肯定的愤怒。情绪像一团熊熊烈火，在潜意识中燃烧。于是，她选择与同为弱者的父亲站在一起，把恨意的炸弹抛向母亲。

　　恨会让一个人失去力量。母亲是我们内心的情感归属，一个恨母亲的孩子不仅会丧失力量，还会失去对家的归属感。所以，她就像一颗不被阳光照耀的种子，活得虚弱、萎靡。即使内心觉得自己不够好、不优秀、不配得到爱，心底微弱的希望也让她渴望在一段关系中被注意，体验被爱的感觉。

男人的出现，还有那些编织在蜜语中的谎言，燃起了她内心想要被爱的渴望。在潜意识中，她想要在一段关系中证明自己值得被爱。悸动并不是心动，只是一个情感匮乏的孩子把理想化感情投射到关系中的一种表现。

在整个疗愈的过程中，疗愈师只是引领她去看清事情的本质。当她可以理解童年的自己时，就能慢慢放下那份羞耻感。想要真正走出自卑，她未来的路或许还很长。但相信自己、认可自己，无疑是一个人变得更好的动力。

焦虑是因为我不允许自己失败

生一

我们生在一个充满焦虑的时代。几乎每个人都会焦虑。焦虑是一种对未来不确定的担忧。这种情绪神秘而古老,存在的意义是让人类不要安于现状,要在当下谋划一些未来的事情,以备不时之需。

肖然老师说过,正向焦虑是推动社会进步的动力。不知从什么时候开始,焦虑已经成为一种弥漫在人群当中,让我们感到非常困扰的情绪。

当焦虑满溢时,我们会感到烦躁不安、压力陡增。惯性焦虑的结果往往是身心被情绪裹挟,无法看到人生更多的可能。过度的焦虑还会形成一种恶性内耗,让我们生出疲惫、沮丧以及更深的自我厌弃。

如果说成人的焦虑更多来自现实的压力与困境,那么孩子的焦虑则更多来自学习。集体潜意识中的"状元情结"让父母过分看中孩子的学习成绩。在我们不断督促孩子学习,夸奖"别人家的孩子"时，孩子会不自觉地产生一种错觉：只有优秀的孩子才配得到父母的爱。时间长了，孩子不仅会害怕考试，还会出现各种症状，成绩更是朝着理想的反方向疾驰而去。

基本情况

黎睿志（化名）是个刚上高一的男孩。去年，他以全县第一的成绩，考入省重点高中。父母为他感到骄傲，三人还在一起选择未来的目标大学。

孩子的成绩原本在小县城里数一数二，如今在省重点高中只能算中等偏下。一次旅游意外摔跤，更是让他足足停学三个月。至此，曾经的骄傲碎了一地。原本就性格敏感又胆小的黎睿志，变得更加"社恐"。他成了学校里孑然一身的"独行侠"。

父母看到他愁容满面、日益消沉，悄悄在深夜讨论孩子怎么了。这些事情他看在眼里，心里更是说不出的难受。他想沉浸到学习当中，可眼前的字就像密密麻麻的黑虫子，怎么都无法连成完成的句子。

期末考试临近，他更是感到焦躁难安。这种躁动的情绪像一团火，令他十分焦灼。他不愿意跟家人沟通，躺在床上翻来覆去睡不着。迷迷糊糊睡着后，梦里不是考试迟到，就是眼前的题怎么看都看不懂。他常常在冷汗中惊醒，伴着钟声到天明。父母看他白天没有精神，食欲也越来越差，整个人瘦得几乎脱形，急成了热锅上的蚂蚁。

黎睿志还经常说自己头晕、头痛。父母带他去医院，检查结果也没发现有明显的器质性病变。因此，他们推测，孩子的情况可能是心理问题。于是，黎睿志找到了疗愈师。

疗愈师对他的第一印象是寡言、拘谨、脸色苍白，看上去没精神。在对他进行身心评估后，疗愈师发现他的后背僵硬，脊椎呈弓形，肩颈紧张，由此推测他应该是七种体型中的思虑型。思虑过多、内向敏感的人容易被焦虑情绪困扰。从他脾区板结这点，疗愈师推测孩子可能因为性格慢热，存在人际关系上的困扰。

疗愈师帮助案主放松身体，引领他感受情绪和内心的状态，学会调节情绪，并放下情绪背后不适当的期待，重新建构一种更积极的行为模式。

经过四个阶段的调理，案主的心情恢复了平静，头痛、头晕现象基本消失；睡眠状况有了明显改善，精神状态充沛，上课注意力集中，成绩排到班内前十。

调理过程

第一阶段

疗愈师引导案主通过呼吸来调整自己的状态，让身体在一呼一吸间慢慢放松下来，配合手法疏通后背。案主慢慢从紧张的防御状态一点点松懈下来。随后，疗愈师用手法催眠，让案主回忆近两年发生了什么。案主表示，看到父母对自己有很高的要求。

"这让你有什么样的感觉？"疗愈师引领他感受内心。

"我觉得我要变得优秀！"说完，他情不自禁地哭了，"可我现在很糟糕，成绩很差。"

"你在一个尖子生云集的学校。现在只是成绩不拔尖。一次成绩不理想,并不代表次次如此。"

在疗愈师的引导下,孩子慢慢意识到,一直以来,自己的评价可能并不是客观事实。他的焦虑情绪随之得到缓解。

第二阶段

在这个阶段,疗愈师继续用身心沟通的方式,引导案主看到长期焦虑情绪背后的深层原因。

"你觉得优秀的定义是什么?"疗愈师问道。

"爸爸妈妈说优秀就是比别人强。"案主脱口而出。

"嗯,我听到你说,你对优秀的定义更多来自你爸爸妈妈的看法。有没有可能,其实你只是想得到父母的肯定,所以对自己有了过于苛刻的要求?"疗愈师的话让案主陷入了一阵沉思。随后,他哽咽着说:"可能是的。我总是害怕自己不优秀,爸爸妈妈不要我了。"说完,他大哭起来,好像那一刻全世界都抛弃了他。

"我能读懂你的眼泪,其中有害怕、伤心、担忧。你一直在努力活成父母想要的孩子,得到他们的认可与肯定。现在,我们一起去回想你小时候的点点滴滴。"疗愈师带领案主回顾了童年时期的自己。从他跌跌撞撞学走路到咿呀学语,父母始终用爱与关怀陪伴他。

"你看到了吗?不管你在成长过程中遇到什么样的困难,爸爸妈妈始终都没有放弃你。因为父母的爱是全然的爱,是不附加任何条件的。"案主听完疗愈师的话爆发了一阵猛烈的哭泣。

"孩子,你要知道人无完人。我们都在追求完美的路上不断自我成长。变得更好可以是一种目标和动力，但不要让它成为你的束缚。"

经过这个阶段的身心沟通，案主开始慢慢放下内心对完美倾向的执着，这让他紧绷的身体渐渐舒缓下来。疗愈师用平补法按揉八髎和耻骨附近，让案主的身体放松下来。

第三阶段

在这个阶段，疗愈师利用系统脱敏法，帮助案主降低对考试的焦虑。

"现在你可以想象，考试的焦虑分为七个等级。我们先体验下最轻的那个等级。"在疗愈师的引导下，案主进入想象中最低焦虑等级的场景。

"你可以说说现在有什么感受吗？"

"我感觉手心出汗，头皮发麻，心扑通扑通的。"疗愈师观察到案主的呼吸急促，整个身体越来越紧绷。

"嗯，你可以记住这个感觉，然后告诉自己'我在焦虑了'。当你发现自己在焦虑时，你可以告诉自己，焦虑这个魔怪出现了，然后在内心给自己设定一个咒语，把这个魔怪打跑。你还可以把手放在太阳穴上按一按。焦虑这个大魔怪会慢慢消失。"

疗愈师带领案主从身体感受辨识情绪，再用暂停情绪和按摩手法帮助案主缓解焦虑。在多次、反复的练习后，案主有效控制了因考试产生的焦虑。

第四阶段

在这个阶段，疗愈师开始引导案主认识自己个性中需要提升的地方，同时为他提供了一些建议。针对目前学习压力大的情况，疗愈师鼓励他把目标分解，制订切实可行的学习计划，坚持完成目标，而不是总把目光聚焦在"完美"上。

疗愈师还鼓励案主多看自己身上的闪光点，增强内心的自信，告诉他遇到问题可以与信任的家人、朋友倾诉，多表达、多交流。这不仅会让他与他人的联结更深、更紧密，也可以避免他陷入一个人胡思乱想、情绪反刍的窘境。

案例分析

黎睿志是个慢热、敏感的孩子。他的背部评估显示整个后背僵硬，呈弓形，肩颈紧张，耸肩，颈椎韧带特别紧张，脾区板结。

当一个人长期处于焦虑、紧张状态时，肩颈就会不自觉地耸肩起来，时刻保持一种"备战"状态。与之相对应的就是背部肌肉因为紧绷逐渐失去弹性，变得僵硬。想时刻保护自己的人的肩膀会向内收紧，时间长了脊椎就会失去原来的生理曲线，变成弓形。

一个内向、敏感的孩子，可能也是在人际关系上"迈不出"步子的人。如果他不能把自己的想法和情绪表达和宣泄出来，情绪就会在身体当中自我"发酵"，最后出现内耗。

在整个身心沟通的过程中，疗愈师引领案主看见焦虑情绪背后的深层原因，对情绪摁下"暂停键"，学会合理规划自己的学习、生活，建立内在自信，与更多人产生联结。

在身体的紧张与焦虑改善后，案主的头疼、头晕、睡眠不好、注意力不集中等问题都消失了。在内心有了自信和目标以后，他的成绩也有了稳步提升。家人反馈说，孩子脸上笑容变得多了，人也开朗了，气色明显好转。

很多时候，孩子对学习的焦虑往往源于家长内在的失控和不自信。我们可能以为自己把情绪隐藏得很好，行为上却不自觉地通过指责、唠叨、比较，实现"焦虑转移"。

在孩子心里，父母的焦虑情绪意味着自己不够优秀，并且这种"不够优秀"还会让自己遭到"抛弃"。在囫囵吞枣地接受信息后，他变得自卑而敏感，偏执地想要去追求完美。一旦目标无法达成，他就会自责。渐渐地，他会因为拒绝失败而陷入焦虑、内耗、恐惧的循环当中。

解铃还须系铃人。孩子学习焦虑的结需要他自身学会觉察真相，并用切实有效的方法降低焦虑带来的"伤害"。父母修通自己的内在，不再以无意识的着急面对孩子，增强与他爱的联结，让情感的滋养帮助他建立自信和健康的人生价值观，才能从根本上打开焦虑的结。

抑郁、成绩下滑……好好的孩子怎么了？

生信

孩子成绩不理想，家长首先会认为他的上课表现和学习态度不好。一旦这些影响学习成绩的因素被排除，父母可能会认为，孩子就是缺少学习的天赋。其实，他们忽略了外在环境对孩子造成的身心影响。

当我们把孩子的问题放到他所在的家庭环境、社会环境当中去看时，或许会发现，孩子的问题、疾病的背后是一些没有被看见的负面情绪、充满冲突的家庭关系。

孩子在无法承受这些压力时，身体和行为就会通过各种形式来替他"发声"。我们只有找到问题的根源，才能真正帮助孩子回归身心健康的状态。

基本情况

白露（化名）是一名高二的学生。在这个学习关键期，妈妈发现她的情绪变得越来越低落，成绩更是一落千丈。她看见女儿每晚都在挑灯夜读，人也跟着越来越憔悴和消瘦，不敢多说，只说让她注意身体健康，别因为学习把身体熬坏了。

本来白露就对自己的成绩下滑感到非常焦虑和难受，听到妈妈不仅没骂自己，还来关心自己的身体，内心更是五味杂陈。

妈妈在朋友的推荐下，认识了疗愈师。她先自己进行了一段时间的身心调理，随后参加了几次课程。她渐渐意识到，女儿现在的抑郁、成绩不理想等问题，背后可能藏着其他原因。

趁着学校放假，妈妈带白露去调理。疗愈师在与孩子建立了信任关系后，为她做了一次身心调理。在这个过程中，白露回忆起曾目睹亲人车祸离世的场面。这些创伤经历在她的记忆中留下了印记，并在无形中消耗着她的健康。

心理学把这种经历、目睹或遭遇他人的实际死亡后出现的反应定义为创伤后应激障碍。有创伤经历的人会在难以言表的身心痛苦中挣扎。这些痛苦可能表现为抑郁、成瘾、饮食失调、人格障碍和焦虑状态等。

疗愈师通过身心沟通，陪伴白露直面盘踞在内心的恐惧，宣泄、释放一部分情绪。这让她原本紧绷的身体慢慢放松下来。

之后疗愈师帮白露调理了一段时间身体，帮她疏肝补肾，培补身体的元气。案主的抑郁状态也有了明显改善。

在心结打开、身体状态越来越健康后，疗愈师与孩子一起规划了接下来的学习计划。在明确目标之后，白露的学习动力变得更强，开学之后各门成绩都有了显著提升。

调理过程

经过几次调理，案主与疗愈师建立了一段彼此信任的关系。这时，她提出想让疗愈师为自己做一次身心沟通。这次身心沟通在整个疗程中起到了非常关键的作用。

疗愈师在给案主做身心评估时发现，案主后背像个小山峰，腰椎两侧还有包块，承担了很多不属于自己的责任，内心压抑了很多情绪，于是决定从五行沟通环的感受层面切入。

在案主的情绪被看见后，她开始诉说自己的无奈：因为是单亲家庭，妈妈既要工作养家，还要打理家里的一切事情。对此，她感到非常愧疚和心疼。这时，疗愈师肯定了案主的感受，并点出其实她和妈妈一样，承担了很多责任。听到理解自己的声音后，案主开始放声哭泣，又一次表达了内心对妈妈的复杂心绪，以及情绪背后的感受。

在这个过程中，疗愈师一直把手放在心区和肝区，通过手部传递的温度，让案主产生被陪伴、被允许释放情绪的感觉。

疗愈师告诉案主"你是个孩子，你可以只是个孩子"。案主重复并认同了这句话。这是通过身份界定，让孩子改变认知，放下不属于自己的责任。

在处理完案主对母亲的情绪之后，疗愈师把手放在了她的骶骨、臀部，开始手法催眠。通过语言的引导，案主慢慢看见童年的自己站在路边，但是其他事物依旧是模糊的。

这时，疗愈师用手去按揉案主腰椎的包块，她的身体骤然收紧并瑟瑟发抖。渐渐地，她回忆起自己看见小姨被大卡车撞倒的场面。疗愈师共情案主当时的情绪,并表示自己始终在陪伴她。过了一会儿,案主的手臂有一股明显的寒气往外排出。

在情绪释放了一段时间之后,疗愈师引导案主在内心与小姨做了一次联结,表达了压在心底的思念和不舍,在心理上做了一次告别。

案主在向小姨诉诸衷肠的过程中,提到了自己不敢在妈妈面前哭,因为害怕妈妈也伤心。

疗愈师再一次告诉案主,她只是个孩子,是允许哭泣的。案主一边大声哭泣,一边重复疗愈师的话。这再一次让案主内化了自己的孩子身份。

在案主心情渐渐平复之后,疗愈师开始为案主植入正向资源,告诉案主所有的亲人都很爱她,期盼并相信她会变得越来越快乐。

最后,疗愈师把手放在她的腰部和臀部,用支持和爱的力量,陪伴孩子穿越自己的人生,看见自己变得更有力量。

案例分析

白露因为长期的抑郁情绪和成绩下滑前来调理。通过背部评估,疗愈师发现她的后背很厚,说明她是七种体型中的承担型,承担了太多不属于自己的责任;肝区隆起,说明内在压抑了很多情绪;腰椎两侧有包块,说明身体里藏着恐惧事件。

隐藏在身体中的恐惧不断消耗着白露的肾气,这是她逐渐出现抑郁情绪的原因之一。过分承担不属于自己的责任会让她常常感到愤怒和委屈。因为懂事而不敢表达的性格,让案主把这部分压抑在了身体当中。

　　疗愈师在给案主疗愈的过程中，首先让她看见自己只是个孩子，只需要去承担属于孩子的责任。随后通过手法催眠，唤醒了储存在白露身体当中的恐惧事件。通过给予陪伴和允许情绪的表达和释放，白露的身体排出了很多因为害怕而留存在身体当中的寒湿。

　　在她身心逐渐平复下来之后，疗愈师引导她在心理上与亲人告别，把她内心的愧疚和遗憾转化成对温暖亲情的回忆，接纳来自亲人对自己的爱与祝福。

　　最后，疗愈师陪伴白露，一起构想了一个充满力量和希望的未来，进一步增强了她的内在动力。

　　由于案主的肾气被透支过多，在后来的几次调理中，疗愈师着重为她疏肝补肾，梳理身体的根部经脉，让肾中精气充盈，五脏六腑得到充分的濡养和温煦。这让白露的身心状态变得越来越健康。

不和谐的家庭关系会影响孩子成长

生汐

每个家庭都希望孩子能身心健康。在这个物质丰裕的时代,一些父母总是在尽自己所能,满足孩子的物质需要,却忽略了家庭氛围对孩子的影响。

孩子天生依赖父母,总是希望自己的家庭温馨、和谐。一个父母整日吵架、冷战的家庭,会让孩子的内心产生强烈的不安全感。以他们有限的人生经验,是无法理解眼前到底发生着什么。外在僵化、凝滞的家庭氛围,会让他们感到压抑、恐惧。很多孩子甚至本能地把这些问题通通归咎于自己,认为是自己做错了事情,才惹怒了父母。因为害怕,他们开始学习察言观色,活得小心翼翼,不再肆意宣泄情绪,更不会随意表达自己内心的真实想法。他们可能就此成了父母眼中乖巧、懂事的"好孩子"。然而,父母没有意识到的是,这些长期存储在孩子身体当中的恐惧和情绪压抑一点点蚕食着孩子的身心健康。

过载的情绪会影响到身体气机的正常升降,阻塞经络,使精气血等营养物质无法濡养、维持五脏六腑的正常运转。

人体本来就是个精妙的运转系统。当一个脏腑出现问题时，其他器官也会因此而受到牵连。孩子在成长发育过程中突然出现停止长高的现象，这可能不仅是营养不良、睡眠不足等外在因素导致的，还可能藏着看不见的家庭关系问题。

基本情况

刘玥（化名）今年九岁，上小学三年级。父母处于离异状态，关系不好。她更喜欢和爸爸待在一起，觉得比较自由。她跟妈妈相处时更多是观察妈妈的表情、行为，压抑、隐藏自己的真实想法，跟周边的人相处时也延续了同样的行为模式。

按说这个年纪正是青少年生长发育的时候。一个学期下来，刘玥妈妈觉得孩子的身高始终没什么变化，内心就着急了。去年到医院检查时得到的结果是：孩子的脑垂体分泌促生长激素不足。

刘玥妈妈在朋友的推荐下，读了肖然老师的《脊椎告诉你的健康秘密》。出于对肖然老师理念的认可，她找到疗愈师，想帮孩子调理不长个的问题。

疗愈师通过身心评估发现，案主肝气郁结，体内寒湿重。中医讲"肝性喜条达而恶抑郁"，而恐又生寒。这些身体现象都表明，孩子压抑了很多情绪。

在经过一段时间的调理后，疗愈师帮案主培补了身体的肾气，疏通了肝区的郁堵、条索，使身体内在循环通畅。在营养通达濡养各个脏腑、器官后，案主的肌肉比之前放松很多，尤其是腿部和臀部，从原来的僵硬变成现在有力和富有弹性的状态。一段时间之后，她整个人看上去比刚来时高出了很多。

在身心沟通的过程中，刘玥表达了很多对妈妈的想法。疗愈师让她懂得有情绪是正常的，压抑只会伤身体，寻求合理的宣泄和表达方式是情绪更好的出口。

调理过程

第一阶段

第一阶段的调理主要是疏通肝区的淤堵，改善紧绷的肝经以及肾区，泻肝火、补肾气。在调理过程中，疗愈师鼓励案主多表达，这能帮助她释放一些积压在身体当中的情绪。每次调理完后，案主的双腿都会排寒。在第五次调理的时候，案主会有排气的现象，这是经络被疏通的表现。

在这个阶段，案主会有抱怨、愤怒的情绪出现，肝区的高度随着调理不断降低。背部的肌肉组织越来越柔软，瘀结在一起的条索逐渐散开。

第二阶段

案主的肝区条索相比之前混杂在一起的状态开始变得清晰。这个阶段主要调理肾区、肝区、八髎，主要目的是提升肾阳、增强全身的气血流动。

随着气血对脏腑的濡养，案主的八髎、臀部处有明显的排寒。这是身体内的寒气向外排出的现象。疗愈师进一步帮助案主培补元气，补肾阴、滋肝阴。

第三阶段

疗愈师着重为案主调理肝区、臀部、腰骶、生理区，主要目的是疏通臀部的筋膜，进一步提升肾阳，改善内在循环。

同时，疗愈师鼓励案主表达自己的情绪和想法。其间，孩子有表达对妈妈的情绪，包括愤怒，以及对外界各种事情的看法。

在这个阶段，案主的肝区状况出现了一些反复，有时会变硬，甚至高起一点儿，有时又是较柔软的。这说明案主内在的情绪波动很大。

从案主的描述来看，她之前对妈妈百般隐忍，现在已经能表达自己的想法。虽然这会造成一些冲突，但孩子在这个过程中，慢慢正视了自己的内在需求。

案例分析

案主刘玥因为不长个被妈妈带来调理。

疗愈师通过背部评估发现，案主肝气郁结，肝经淤堵严重。这跟案主长期压抑着情绪、不去表达有很大的关系。

肝通过藏血与疏泄功能，调节着全身气血的运行，对脏腑功能具有协调作用。肝疏泄功能正常，则气机条畅、血运通达，藏血功能就会有保障；肝藏血功能正常，肝气才能运行有序，不至亢逆，从而全身气机疏通畅达。中医又讲"肝肾同源"，肝血须依赖于肾精的滋养，肝才能有藏血和疏泄的功能活动。反之，肝血充盛，使血化为精，肾精才能充满，肾才能有藏精，主生殖发育等功能活动。

刘玥长期压抑的情绪严重影响了她的肝、肾。肝、肾与神经内分泌、免疫系统关系十分密切。情志会刺激神经内分泌系统，致使神经递质和激素的分泌减少。这也是刘玥不长个的原因。

在陪伴案主的整个过程中，疗愈师看到了父母关系不和谐对孩子造成的影响。孩子在努力适应环境的过程中不断压抑真实的自己。

在身心沟通的过程中，疗愈师不断引导案主去感受身体，看见自己真实的内心感受。这让孩子内在压抑、固着的情绪有了出口。刘玥的妈妈也认识到孩子的生理问题可能与自己的养育模式、不和谐的家庭关系有关。

这个世界上没有完美的父母。我们可能因为内在无意识的缺失，而对孩子造成了一些"误伤"。这时，我们需要做的是找到真相，给孩子更健康的爱和幸福的家庭。

没有向父母表达的攻击力最终变成了自残

生香

有很多父母以爱之名,对孩子实行着隐秘的控制。他们觉得自己和孩子之间,是不应该存在任何秘密的。他们可以肆意翻看孩子的日记,干涉孩子的决定。

孩子的自我成长空间一点点被剥夺,内心不断积累愤怒、委屈和伤心。随着年龄的增长,内在的破坏力量变得越来越大。当孩子无法把它升华时,它就会成为一颗埋在身体中的炸弹。

肖然老师在五行家庭系统动力分析理论中说过,父母就像孩子的天与地。孩子的命运发展与养育者之间存在非常密切的关系。父母构建了孩子生命之初的天地雏形,也在无形中奠定了孩子成年后的性格、行为、社会、家庭关系等。

一些父母之所以无法给孩子充满情感滋养的爱,是因为他们也曾是被剥夺自我空间的孩子。内在的匮乏让他们无法接纳孩子的情绪,处于情感照料功能低下的状态。

这样的父母还可能把自己无法处理的情绪投射到孩子身上,让孩子作为自己的情感容器，去消化内在无处安放的焦虑和恐惧。一旦孩子无法再容纳、承受父母的情绪，他就会像被撑破的容器，出现躯体化、自伤、自残等情况。

基本情况

范芸芸（化名）今年上初二。她被父母强行带到疗愈师面前，是因为她有严重的自残行为。这种极端行为已经影响了她的正常学业。

疗愈师看到她雪白的胳膊、腿上一道道锋利清晰的刀口，深深浅浅，新伤叠旧伤。孩子始终垂着脑袋，几乎听不到声音。偶尔说话，她的语气中也毫无悲喜，仿佛这一切都与她无关。与之相对应的是父母脸上难掩的焦灼。从母亲的叙述来看，孩子与他们的关系已经到了剑拔弩张的地步。只要稍微说句不顺耳的，孩子就直接关门不理。等孩子再出门时，父母就会看到她把自己割得血淋淋的。一旁的父亲明显在按捺自己的情绪，用严厉的眼神瞥了女儿好几次。

疗愈师意识到孩子目前的问题可能和父母的教育方式有很大关系。因此，在与孩子进行身心调理之前，疗愈师单独与父母做了深度沟通，向他们说清楚缘由，希望得到他们的配合。她认为，未成年的孩子就像一株植物，可能原来日照量和浇水量都不适合这株植物。为了更快、更好地调整孩子的状态，疗愈师希望能与家庭一起努力。

要接受父母是孩子问题的根源，显然让眼前的两位成年人有点愕然和难以接受。为了解决孩子的问题，他们还是勉强答应下来。

通过两个阶段的身心调理，疗愈师运用手法催眠和心理疏导，帮助孩子宣泄了压抑的情绪，表达了很多对父母过度控制的怨恨。

与此同时，范芸芸的父母走进了工作坊，跟随肖然老师学习。他们在学习的过程中，慢慢理解了父母、家庭关系对孩子的影响。当他们真正给予孩子尊重、信任、自由后，孩子各方面都有了很大改善，脸上渐渐露出了笑容，并重回学校。

喜人的是，恢复学业后的范芸芸在考试中取得了非常理想的成绩。这让她的父母渐渐放下心来，更愿意放手，让孩子自由成长。

调理过程

第一阶段

刚开始的时候，孩子像只兔子一样怯生生的。她对眼前的环境和陌生人，充满了恐惧和防御。因此，疗愈师决定在这一阶段帮她放松情绪，并在这个过程中建立彼此的信任关系。

疗愈师帮她调理八髎，旨在改善她的激素水平，平稳她的情绪。调理伊始，只要手一碰到孩子的身体，她就会本能地缩紧。这些身体的表现说明孩子内心有极大的恐惧与不安。

经过几次手法层面的调理后，孩子的身体明显放松了，对疗愈师的信任有了明显提升。孩子开始慢慢吐露内心压抑的心事。她哭诉父母对自己的控制，让自己像一个毫无尊严与隐私的物品。这让她觉得屈辱和委屈。可她不敢反抗，因为父母非常严厉，吃饭不守规矩都会挨骂。所以她总是敢怒不敢言。时间长了，她把这份恨转嫁到自己身上，开始了自残。

疗愈师一边揉着孩子高起的肝区，一边告诉她："我知道，你有很多委屈、愤怒和悲伤。这些情绪都记载在你的身体上。这里是安全的，我陪着你，你可以把这些情绪释放出来。你可以表达你想说的一切。"

在安全、放松的环境中，孩子哭得撕心裂肺。这让贴附在一旁的疗愈师震颤和伤感。孩子被理解、接纳的力量疗愈着。

经过一段时间的调理后，孩子明显比之前调皮了，已经能和疗愈师开玩笑了，交流也顺畅了很多。

第二阶段

在这个阶段，疗愈师用手法为她疏解肝气，孩子高起的后背明显下去很多。

为了让孩子重新获得内在力量，勇于表达自己的想法，疗愈师与她进行了新一阶段的身心沟通。

疗愈师告诉孩子，父母控制与伤害你，是因为他们也曾被这么对待过。这种伤害在没有被觉察时，只会以"爱"的名义传递下去。

"你要理解，爸爸妈妈也曾是孩子，只是他们没有获得有养料的爱。所以他们也不知道如何把自己的爱给你。"疗愈师说。

孩子的心被疗愈师的话触动了，眼泪顺着脸颊流下来。疗愈师告诉她，她丰满的臀部记录的就是父母对她充盈的爱。这份爱可以让她获得勇气和力量，活出自己的天地。

"爸爸妈妈一直用控制的方式在表达爱。控制的背后是恐惧。

你为了不伤害他们的情感，选择用自我伤害的方式表示拒绝。现在，你可以告诉父母自己内心的真实想法和情绪。"

疗愈师的话又一次让案主的情绪高涨起来。她把内心的伤心、委屈、愤怒一股脑儿倾倒出来。她大喊着"我讨厌被控制"。

当真实的力量破壳而出，孩子向内的攻击力也重新向外发出。她说，她割伤自己是为了体验一种能够自控的感觉，这样的感觉让她觉得自己还活着。

疗愈师松了一口气。她知道一旦孩子意识到这一切，就不会再去重蹈覆辙，因为根源被看见了。

案例分析

范芸芸像大多数青春期的孩子一样，有着敏感、叛逆的性格。父母起初特别头疼，觉得孩子一点儿都不长进，好好的书不念，非要学人自残。时间长了，孩子变得越来越沉默。父母刻薄的言语就像拳头打在棉花上。

疗愈师在给孩子做身心评估时发现，她的骶骨处有一块厚厚的肉垫。这可能与她三岁前有过分离的经历有关。这影响了她的内分泌系统，使她常常处于情绪急躁中。

臀部丰满，说明孩子得到了父母很多的爱。但这也可能意味着，父母因为过度爱女儿而对女儿看管太紧，彼此的关系紧张，孩子自我发展空间不断被压抑。家庭氛围的紧张可能是造成孩子肝区高起的原因之一。她的内心应该压抑了很多无法释放的情绪。

疗愈师在开始时，只是与她建立信任的关系。这就好像在情感储蓄罐里存钱，为后面的身心沟通打下坚实的基础。一段时间之后，孩子的身体渐渐放松下来。疗愈师决定从这里开始，与她一起触碰内心的情绪，找到内在资源，充实内心力量。

在这个过程中，孩子倾诉了很多父母对自己的极端控制行为，释放了许多情绪，肝区也随之一点点平了下来。在后来的疗愈中，疗愈师引导她看见父母的爱，并学着理解父母。

通过两个阶段的调整，孩子恢复了学业，开始在学习上爆发自己的潜力。

每个生命都有向着阳光生长的动力。孩子需要的是被支持、信任，获得更多的自主权。

肖然老师说过，优秀的父母可以站在孩子身后，做他最坚强的后盾，让他感受到被支持、保护，让他无论遇到什么困难都不怕；可以站在孩子的旁边，做他的陪伴者，做他的小伙伴，可以分享内心的酸甜苦辣，也可以获得理解和宽慰；可以站在孩子的身前，做他的引领者，在他迷茫的时候为他指引方向；可以仰望孩子，做孩子的托举者，给孩子欣赏的目光，让他建立起自信，向着更高处发展。

第四部分 孩子的问题，根源往往在家庭

父母的手是孩子最好的"药"

生广

有人说生育是女人的天性，因为造物主给了女人子宫。女人生养孩子这件事被很多人认为是天经地义的事情。

我们不断歌颂母职的伟大。它的光芒如此耀眼，以至于掩盖了女性在成为母亲的过程中出现的丧失感和焦虑情绪。

没有人天生就懂得如何做一个好妈妈。女性可能会因为新生命的诞生而惊喜，紧跟而来的是无措、担心、焦虑。如何去面对一个新生命，并在未来的生命中把他养育成人，会让女性迷茫、担心与害怕。

如果一个女性在早期的生命历程中曾经历过不愉快的养育体验，那么孕育孩子的过程就会在无意中触发记忆的弦，让过往的情绪体验不断被激活。

并没有多少人会去真正关心女性在生育过程中遇到的艰难险阻，因为母职荣耀让所有的困难都显得微不足道。诉说自己的不易，很可能被看作一种耻辱的行为，别人会认为她不愿意承担养育孩子的责任。渐渐地，这些涌动在女人内心的情感体验只能被压抑在身体当中。一个总是处在紧张、焦虑情绪下的母亲会给未出生的孩子造成外在不安全的错觉。

基本情况

钱烨（化名）是个一岁半的宝宝。他在常规的育儿体检中，被检查出左肾萎缩、有积水、输尿管全程扩张。

父母在得知这件事后，感觉天都要塌下来了。孩子的母亲整日以泪洗面，日益消沉。她不断责怪自己，怀疑是自己孕期没注意营养，才导致了孩子出生没多久就出现这么严重的问题。

疗愈师注意到，钱烨的母亲是个容易焦虑的人。他揣测，孩子的身体问题可能与怀孕期间母亲过度的负面情绪有关。

为了帮助孩子开启身体的自愈功能，疗愈师重点为孩子调理了与肾相通的地方，加强肾脏的气血供应。疗愈师还教孩子的父母帮助孩子揉耻骨角、骶骨等关键的部位。

经过三个阶段的调理后，父母带孩子去医院做了一次检查。结果显示，孩子的左肾积水、输尿管扩张大幅缓解，皮髓质界限清晰，双肾长大了不少。医生不由感叹"这简直太不可思议了"。

调理过程

第一阶段

刚来调理的时候，孩子表现得十分抗拒。即使父母陪伴在身边，他依然对陌生环境极度恐惧。

疗愈师揣测，孩子的恐惧情绪可能与左肾萎缩有一定关系。中医理论认为肾主恐，恐跟肾有直接关系。因此在刚开始时，疗愈师指导父母给孩子尽量多一些安抚，让他慢慢熟悉这个环境，降低孩子内心的不安全感。

随后，疗愈师按揉孩子的腰部和骶骨。腰为肾之府，意思是腰是肾之精气所覆盖的区域，按揉腰部可以增强肾精；马尾神经根从骶孔穿出，与脊椎相连，影响着大脑，按揉骶骨则能起到很好的放松作用。

在孩子身体有了一定适应和放松后，疗愈师重点调理了耻骨角。耻骨角为肝肾经汇聚的位置，通过轻柔的手法一点点揉开紧张的筋膜组织，能使经络气血正常流动，增强肾脏供血，提升肾气。孩子的安全感，也会伴随肾气的提升增强。

第二阶段

在这个阶段，孩子虽然没刚来时那么抗拒，但是仍然需要父母陪同。

疗愈师继续重点调理耻骨角、骶骨、脚后跟、脚心。脚后跟与人的肾经关系密切。脚后跟和脚底是足少阴肾经所包络的地方，这里有很多肾经上的穴位，比如太溪穴、涌泉穴等。按揉脚后跟肾经所包络的点能刺激肾经，增强肾气。气会推动血去濡养脏腑。

疗愈师还试着以朋友的身份，与孩子建立更深的沟通和联结。他会时不时与孩子进行互动，引得孩子大笑。整个调理就在这样友好、轻松的氛围下不断进行。

第三阶段

基于孩子肺寒这点,疗愈师决定在补肾手法的基础上,按揉大椎周围。大椎是肺的反射区。从中医五行学的角度来说,肺属金,肾属水,金生水。肺肾两脏的阴液可以互相资生,肾阴为一身阴液之根本,肾阴充盛,上润于肺,则使肺阴不虚,肺的宣降功能正常;肺阴充足,输精于肾,则肾阴充盛。肺有寒则移于肾,损伤肾阳。肺区的寒气化开,身体就能通过呼吸,把一部分精气输送到肾,从而达到滋养肾脏的目的。

在整个调理过程中,孩子的父母在家为他疏通肾经等重要部位。这也是孩子快速恢复的重要一环。

案例分析

一个出生没多久的孩子患上左肾萎缩,这样的情况难免令人唏嘘。可幸的是,疗愈师在钱烨父母的身上,看到了他们坚持不放弃的信心和决心。所以孩子的身体问题,在疗愈师与他父母的共同努力下,取得了非常喜人的成果。

肾萎缩是指各种原因导致肾单位丧失或肾脏供血不足、肾脏体积缩小、生理功能降低的现象。这可能与胎儿被母亲的焦虑情绪影响,致使出生后脏器发育不良有关,也可能与肾的神经组织受损有关。

从疗愈师的观察来看,钱烨的肾萎缩问题主要与母亲的焦虑情绪有关。

虽然现状不理想,但疗愈师依然相信身体是有自愈本能的。疗愈师用轻柔、持续的手法，重点调理了耻骨、骶骨、脚心、脚后跟等肾经包络的地方，弹拨、按揉附着在耻骨上通肾的筋。慢慢地，钱烨的气血通畅了，肾气也增强了，肾脏在这个过程中慢慢启动了自愈功能。

疗愈师在教授孩子父母调理手法的过程中，也向他们灌输了父母情绪会对孩子造成非常大的影响的理念。

肖然老师说过，母亲是孩子的情感归属。越是在生命早期，母亲的情绪对孩子的影响就越深刻。如果母亲总是处于焦虑不安当中，孩子就会在与母亲的互动中，种下恐惧的种子。

一个足够好的母亲，会以女性的温柔与包容，与丈夫一起构建一个温暖、有爱的家庭，让孩子在这样的环境中有安全感与归属感。